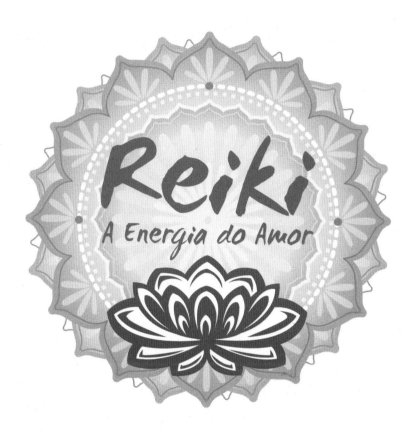

Ademir Barbosa Júnior
(Dermes)

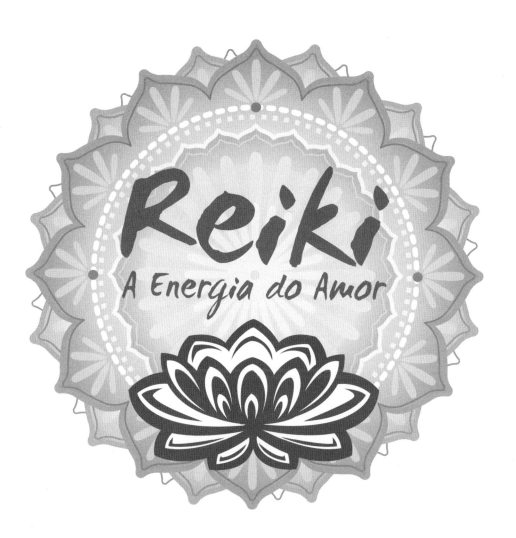

Reiki
A Energia do Amor

© 2019, Editora Anúbis

Revisão:
Tânia Hernandes

Projeto gráfico e capa:
Edinei Gonçalves

Dados Internacionais de Catalogação na Publicação (CIP)
(Câmara Brasileira do Livro, SP, Brasil)

Barbosa Júnior, Ademir
   Reiki: a energia do amor / Ademir Barbosa Júnior. --
São Paulo: Anúbis, 2015.

   Bibliografia.
   ISBN 978-85-67855-28-8

   1. Reiki (Sistema de cura) 2. Terapia holística I. Título.

15-01895   CDD-615.852

Índices para catálogo sistemático:
1. Reiki : Sistema de cura : Terapias
   alternativas   615.852

São Paulo/SP – República Federativa do Brasil
Printed in Brazil – Impresso no Brasil

Este livro segue as novas regras do Acordo Ortográfico da Língua Portuguesa.

Os direitos de reprodução desta obra pertencem à Editora Anúbis. Portanto, não é permitida a reprodução total ou parcial desta obra, de qualquer forma ou por qualquer meio eletrônico, mecânico, inclusive por meio de processos xerográficos, incluindo ainda o uso da internet, sem a permissão expressa por escrito da Editora (Lei nº 9.610, de 19.2.98).

Distribuição exclusiva
Aquaroli Books
Rua Curupá, 801 – Vila Formosa – São Paulo/SP
CEP 03355-010 – Tel.: (11) 2673-3599
atendimento@aquarolibooks.com.br

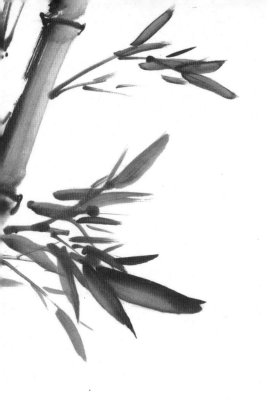

Sumário

Introdução	9
1. Sobre o Reiki	11
Mikao Usui	13
Chujiro Hayashi	15
Hawayo Takata	15
2. A Aplicação de Reiki	17
3. Os Três Pilares do Reiki	21
Gassho	21
Reiji-Ho	22
Chiryo	24
4. Os Corpos e os Chacras	25
Os corpos	25
Os chacras	27
5. Técnicas de Aplicação	33
1º Região – Cabeça	34
2º Região – Frente	35
3º Região – Costas	35

4º Região – Pés	35
Posições na cabeça	36
Posições na frente do corpo	38
Posições nas costas	40
Posições nos pés	42
Considerações sobre os pontos reflexos	43
6. Alguns Conceitos	45
A importância da autoaplicação	45
Os 21 dias	46
A ética	47
Investimento e valores	49
7. Sagrado x Secreto	51
8. Os Níveis do Reiki	55
9. Técnicas de Aplicação a Distância	59
Técnica da Redução	60
Técnica do Substituto	61
Técnica da Foto	61
Técnica do Joelho	62
Técnica da Caixa	63
Técnica do Caderno Pessoal	64
Técnica do Caderno de Doação	65
10. Cirurgia Energética	67
Ativação dos canais de força	70
11. Os Símbolos do Reiki	73
Símbolos Karuna Reiki	83
Símbolos da Escola Free Reiki	89
Símbolos Reiki Tanaki	91
O Símbolo Antahkarana	92
12. Meditação com os Símbolos Reiki	95
13. Os Cinco Princípios do Reiki	97
1 – Hoje não me irritarei	98
2 – Hoje não me preocuparei	99

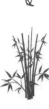

3 – Hoje serei grato a tudo e a todos 101
4 – Hoje serei gentil com todas as criaturas 103
5 – Hoje serei aplicado em meu trabalho 105
14. Reiki e Animais 107
15. Sistemas de Reiki 109
    Usui Shiki Ryoho 109
    Usui Reiki Ryoho 110
    Reiki Usui Tibetano 110
    Reiki Usui Não-Tradicional 110
    Reiki Usui Tibetano Kwan Yin 110
    Karuna Ki 111
    Reiki Prema 111
    Reiki Lightarian 111
    Reiki Cristão 111
    Técnica da Radiância 112
    Reiki Tera Mai e Tera Mai Seichim 112
    Karuna Reiki Maha Karuna e Karuna Ki 113
    Reiki Shamballa ou Cura Multidimensional Shamballa 114
    Reiki Xamânico 114
    Reiki do Caos 115
    Johrei Reiki 115
    Magnified Healing 115
    Reiki Estrela Azul 116
    Reiki Tibetano Wei Chi 116
    Reiki Magnificado (OMROM) 116
    Reiki Tanaki 117
    Reiki Integrado 117
    Ken Reiki-Do 117
16. Reiki – Efeito Placebo? 119
17. A Cura 123
18. Reiki e Qualidade de Vida 133
19. Iniciações 135

Iniciações de cura – Christopher Penczak	141
Técnicas de Iniciação (Sistema Tibetano)	144
Técnicas de Iniciação	148
Iniciação de Cura	155
20. Algumas Perguntas	157
21. Reiki e Outras Técnicas	169
Terapia do Toque (Massoterapia)	171
Tarô e demais oráculos	171
Ioga	171
Casa espírita e outras comunidades espiritualistas/religiosas	171
Homeopatia	172
Alopatia	172
Florais	172
Essências	172
Presentes	172
22. Bibliografia	173
Livros	173
Revistas e jornais	176
Sítios (homepages)	177
23. O Autor	179

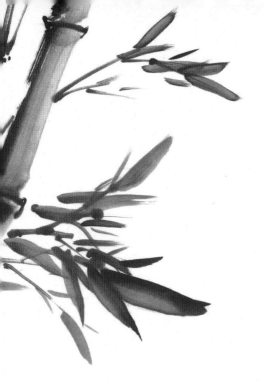

Introdução

Este livro resulta, sobretudo, do diálogo fraterno com reikianos, leitores, interlocutores virtuais e outros.

Não tem a intenção de esgotar o assunto, mas abrirá canais de comunicação para se entender ainda mais a vivência e a prática do Reiki.

Agradeço a Edgar Pedro de Souza e a Maria Adélia Leite Bitencourt, mestres responsáveis pela minha formação; a Rosângela Moreira, que me indicou o Reiki e se tornou parceira de tantas iniciações; a Naranda C., a primeira mestra de cuja formação me encarreguei; a todos os que se iniciaram no Reiki por meu intermédio; aos que solicitam aplicações (presenciais ou a distância), bem como aos que recebem sem pedir.

Agradeço ainda aos médicos veterinários e mestres em Reiki Ricardo Garé e Mariana Della Serra Amaral, bem como aos mestres Carlos X. de Faria Berchielli e Silvana C. Garcia, os quais possuem uma interessante biblioteca sobre Reiki. Minha gratidão também a Lívia Prado, que me auxiliou na tradução de alguns termos em inglês.

Nas palavras de Jung, "Quem olha para fora, sonha; quem olha para dentro, acorda.". O Reiki é um excelente caminho para quem deseja viver conscientemente o dentro e o fora. Basta ter olhos de ver e abrir-se à Energia, no sistema Reiki, por meio de aplicações e/ou de iniciações.

Ademir Barbosa Júnior
(Dermes)

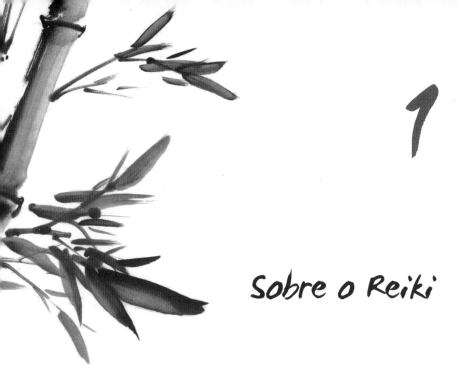

1

Sobre o Reiki

Conforme observa Christopher Penczak, é necessário distinguir a energia Reiki, também conhecida por diversos nomes, do sistema Reiki. A primeira pode ser trabalhada de diversas maneiras, enquanto que o sistema apresenta características particulares. Não se trata de religião ou de filosofia, portanto pode ser praticado por qualquer pessoa, independentemente de suas crenças, convicções e/ou tradições ou condicionamentos culturais.

Trata-se de um processo natural de cura, em que REI (a Energia Vital do Universo), associa-se a KI[1] (a energia que sustenta o corpo físico). O encontro dessas duas energias possibilita-nos viver o sagrado no cotidiano. Em tradução livre, Reiki significa "ser um canal da Energia Cósmica", uma vez que o terapeuta canaliza a Energia Cósmica para revitalizar a sua própria, a de pacientes, ambientes, plantas etc.

---

1. A energia KI flui através de chacras e meridianos. Uma porção dela, conhecida também como Chi, Energia Pré-Natal, Prana e Fogo Santo, dentre outros, permanece em repouso no chacra umbilical.

A iniciação (harmonização ou sintonização) faculta ao praticante captar de modo ilimitado a Energia Vital do Universo. Durante o processo de iniciação, o sistema de captação do iniciante é realinhado, de modo a voltar ao estado original, isto é, como era na formação dos chacras e dos corpos áuricos. Dessa forma, o agora iniciado estabelece uma conexão segura e ilimitada com a Energia Vital do Universo, captando-a e transformando-a em seus corpos sutis (notadamente o etérico, o emocional e o mental) e direcionando-a para pessoas, ambientes, objetos etc. No nível básico, por exemplo, o Reiki alcança até seis metros além do corpo e das mãos do praticante.

Técnica complementar, o Reiki pode ser aliado a qualquer terapia (Homeopatia, Alopatia, Medicina Chinesa, Antroposofia etc.) ou tratamento (Musicoterapia, Gemoterapia, Massagens, Meditação, Acupuntura, Ioga etc.). O iniciado poderá tanto fazer aplicações em terceiros, como autoaplicações. Portanto, a prática do Reiki figura também como excelente caminho para o autoconhecimento e a transcendência, uma vez que facilita ao indivíduo ser ao mesmo tempo divino e humano, equilibradamente.

Na aplicação de Reiki, o terapeuta permanece envolvido por uma carga maior de energia, de modo a não haver desgaste de sua energia pessoal (o KI). Isso impede, ainda, que energias deletérias permaneçam no ambiente ou que o terapeuta seja vampirizado pelas mesmas.

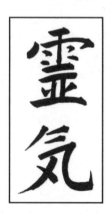

Ideograma Reiki (Kanji Moderno)

A fim de se conhecer um pouco da história do Reiki, farei uma síntese de três personagens marcantes para a difusão desse sistema: Mikao Usui, Chujiro Hayashi e Hawayo Takata.

Para tanto, valho-me, sobretudo, das pesquisas de Frank Arjava Petter.

Mikao Usui

Muitas são as versões a respeito de Mikao Usui e da disseminação do Reiki no Ocidente. Há quem sustente que o doutor Usui era cristão, enquanto outros afirmam que, na verdade, ele era budista, tendo sido considerado cristão apenas para que a sociedade norte-americana – e, de um modo geral, o Ocidente –, aceitassem o Reiki com mais facilidade.

Mikao Usui nasceu no dia 15 de agosto de 1865, na província japonesa de Gifu. Foi casado com Sadako Suzuki, com quem teve dois filhos. Faleceu em 9 de março de 1926, em virtude de uma apoplexia cerebral.

Supõe-se que ele tenha começado a ensinar Reiki por volta de 1920. Já em 1921 abriu uma clínica em Jarajuku, Tóquio, perto do santuário Meiji (Meiji Jingu). Como notícias de seu trabalho espalharam-se por todo o país, mudou-se para uma casa maior, em Nakano, no ano de 1925.

Consta na pedra do memorial do doutor Usui, no cemitério de Saihoji, em Tóquio, que seu filho teria assumido os negócios da família. Embora os pesquisadores ainda não tenham identificado a natureza desses negócios, sabe-se que ela não se aplica a uma clínica de Reiki.

Pesquisas demonstram que, ao contrário do que se afirmava, o doutor Usui não era cristão e não lecionava na Universidade Doshisha, em Kyoto, onde também não figurou como aluno, assim como na Universidade de Chicago, nos Estados Unidos, onde se pretendia ter ele estudado. Também não era médico no sentido corrente da palavra: o "doutor" que lhe antecede o nome é uma tradição livre do vocábulo "Sensei".

Segundo Fumio Ogawa, citado por Frank Arjava Petter, como chefe do ramo Shizuoka da organização fundada por Mikao Usui, este trabalhou como secretário particular de Shimpei Goto, político que fora Secretário do Departamento de Estradas de Ferro, Diretor Geral dos Correios e Secretário do Interior do Estado e que se tornou prefeito de Tóquio em 1922.

Interessado em conhecer métodos de cura (Segundo alguns pesquisadores, era versado em, dentre outros sistemas, Taoísmo e Kiko, versão japonesa do Qigong.), o doutor Usui estabeleceu uma série de contatos e pesquisas, inclusive sobre a Medicina Tradicional Tibetana. Em 1914, Mikao Usui viajou para o Monte Kurama (a oeste de Kyoto), a fim de meditar. Lá, conforme atesta a inscrição tumular, teria sentido a energia Reiki durante um jejum de 21 dias. Reza a tradição que o doutor Usui havia separado 21 pedrinhas, que atirava ao longe, a cada dia de meditação.

Ao final do processo, sentiu-se pleno de uma grande força curativa. A essa energia associou todo o conhecimento anterior, sobretudo de Kiko e de símbolos dos monges budistas, os quais ele teria visualizado ao receber essa poderosa carga energética.

Ao descer a montanha, feriu o pé numa pedra. Impondo a mão sobre o pé machucado, o sangue estancou numa velocidade surpreendente e a dor desapareceu de imediato. Depois, numa estalagem, Mikao Usui, por estar com muita fome, solicitou uma refeição abundante. O proprietário, ao perceber que o cliente havia passado dias em jejum e meditação, sugeriu algo mais leve. Contudo, o doutor Usui consumiu tranquilamente toda a refeição. Além disso, ao perceber que a jovem que lhe havia servido trazia uma bandagem, em virtude de um inchaço provocado por uma dor de dente, solicitou-lhe autorização para lhe impor as mãos. O inchaço desapareceu em poucos minutos e, logo em seguida, a dor de dente também desapareceu: a garota estava curada. Após, ao retornar ao mosteiro onde havia se hospedado, o doutor Usui livrou, ainda, um amigo de uma artrose nos joelhos, impondo-lhes as mãos.

Chujiro Hayashi

Ao contrário do que se afirmou durante muito tempo, o doutor Chujiro Hayashi (1880-1940) não foi o sucessor nomeado pelo doutor Usui para coordenar a Sociedade Usui Reiki Ryoho.

De qualquer maneira, o doutor Hayashi, que se tornou o mais conhecido discípulo de Mikao Usui, conheceu o método Reiki em 1930 e abriu uma clínica em Tóquio, onde fazia aplicações rápidas de Reiki, com três ou mais terapeutas do sexo masculino.

Em 1938, contudo, ao pressentir a iminência de uma grande guerra, na qual muitos homens morreriam, iniciou sua esposa Chie Hayashi e outras mulheres no mestrado de Reiki, dentre elas Hawayo Takata (1900-1980), filha de imigrantes japoneses nascida no Havaí.

Segundo alguns pesquisadores, Hayashi, por meio de técnicas específicas, teria parado o próprio coração – fato contestado, por exemplo, por Christopher Penczak. De qualquer maneira, se isso realmente acontecera, em nada depõe contra o sistema Reiki, principalmente se o gesto for compreendido no contexto da sociedade japonesa de então.

Hawayo Takata

Viúva aos 30 anos e mãe de duas filhas pequenas, Takata trabalhou desde cedo no cultivo da cana-de-açúcar, como boia-fria.

Aos 35 anos apresentava problemas pulmonares, dores abdominais intensas e desestrutura psicológica. Quando uma de suas irmãs falecera, Takata foi ao Japão, a fim de transmitir a notícia, aproveitando a viagem para fazer um tratamento médico. Foi, então, diagnosticado um tumor abdominal que exigia intervenção cirúrgica. Na mesa de operação, Takata ouviu uma voz lhe dizer que a operação não era necessária. Ao partilhar isso com o médico, ele, então, indicou a Takata a clínica do doutor Hayashi.

Em quatro meses de tratamento diário, Takata sentiu-se curada e por isso pretendeu aprender a técnica Reiki, até então ensinada apenas no Japão e inacessível a estrangeiros.

Em 1936, Takata iniciou-se no nível I, trabalhou um ano com o doutor Hayashi, recebeu o nível II e, no inverno de 1938, tornou-se Mestra. Trouxe o Reiki para os Estados Unidos, dedicando-se durante mais de 30 anos a cursos e atendimentos.

No total, iniciou ao mestrado 22 reikianos, os quais, após sua morte, formaram a "Reiki Aliance". Contudo, diversos mestres preferiram se manter autônomos, independentes e mais próximos do método tradicional, o qual remontava ao doutor Usui, uma vez que, tanto Hayashi quanto Takata, fizeram uma série de adaptações no método, seja nas formas de aplicação, na organização dos níveis e nas técnicas de iniciação, na cobrança pelo trabalho do terapeuta/professor, seja na própria história do Reiki e dos símbolos e na biografia do doutor Usui. Sobretudo no caso de Takata, tais alterações visaram a tornar o Reiki mais aceito no Ocidente.

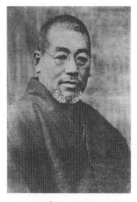

Mikao Usui

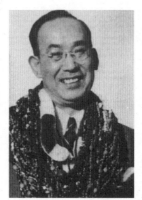

Chujiro Hayashi

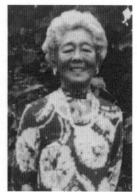

Hawayo Takata

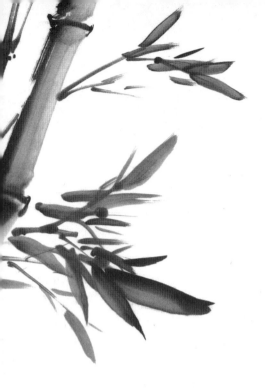

2

A Aplicação de Reiki

No Ocidente, o Reiki ficou conhecido, sobretudo, pelas aplicações com a imposição das mãos, acompanhada ou não pelo toque. Entretanto, Mikao Usui (e muitos reikianos ainda hoje) se utilizava também de outras técnicas, tais como:

- Toque nas partes do corpo afetadas.
- Massagem.
- Percussão.
- Deslizamento.
- Fixação do olhar.
- Direção específica da energia: mão esquerda – "ovo"; mão direita – "chifrinho".[2]

---

2. Conforme uma escola de Reiki japonesa, o doutor Mikao Usui recebia a energia Reiki com a mão esquerda e a repassava com a mão direita da seguinte maneira: unia as pontas dos dedos da mão esquerda, como se segurasse um ovo: juntava

As técnicas de aplicação, na verdade, são sugestões, pois diversos reikianos preferem nas sessões investir mais em aplicações tópicas específicas, trabalhar os chacras dos clientes etc. Conhecimento e intuição aliados certamente resultarão em sessões ainda mais criativas.

Existem determinadas situações em que a tradição, o bom senso e/ou a experiência desaconselham a aplicar Reiki:

- **Quando alguém não deseja receber aplicações.** É fundamental respeitar-se o livre-arbítrio. Ninguém deve ser "caçado a laço" para receber aplicações de Reiki. Em casos de aplicação a distância, quando não se tem certeza de que o destinatário realmente deseja aquela aplicação, pode-se pedir autorização a seus guardiões, ou a ele mesmo, espiritualmente. Quando faço aplicações a distância, costumo mentalizar mais ou menos o seguinte: "Caso alguém realmente não deseje receber esta aplicação, o Universo se encarregará de direcionar a quem dela necessite.". Por vezes, alguém não deseja uma aplicação presencial, mas a distância. Uma amiga/consulente de Tarô, após uma leitura, quando, depois de uma partilha de experiências, foi convidada a receber uma aplicação, preferiu não a receber. Contudo aceitou que seu nome fosse incluído no caderninho Reiki, especialmente relacionado a um dos tópicos da leitura de Tarô/partilha de experiências. Quando estamos juntos e algo não está bem com ela, aceita de bom grado aplicações rápidas, com os símbolos, sem mesmo a imposição das mãos.

- **Em casos de fraturas não corrigidas e amputações.** Como as aplicações de Reiki tendem a acelerar o metabolismo, é mais ou menos

---

as pontas dos dedos médio e anular da mão direita à ponta do polegar direito; os dedos mínimo e indicador da mão direita formavam um chifrinho, um ângulo de 90º em relação aos demais dedos da mão direita. Com essa posição da mão direita, direcionava a energia Reiki, por meio do toque, para o paciente.

consenso entre os reikianos não fazer aplicações tópicas em casos de fraturas não corrigidas e em amputações. Nessas duas situações, pode-se recorrer à aplicação a distância, ou mesmo à aura da pessoa, ou ainda em seu chacra cardíaco etc. Também se pode enviar Reiki para a equipe médica etc. Após os procedimentos de praxe (engessamento, enxerto de membro amputado etc.), costumam-se fazer aplicações tópicas normalmente. Diane Stein, contudo, relata ter feito uma aplicação em uma amiga sua que havia fraturado um osso, pois ela havia insistido, e Stein, confiante na sabedoria da Energia, considerou que talvez aquela fosse a única aplicação a que a amiga teria acesso naquela ocasião.

- **Em casos de anestesia.** Novamente a questão do metabolismo (A esse respeito, observe-se também as questões 5 e 11 do capítulo **Algumas Perguntas.**). Embora Christopher Penczak discorde de que o Reiki possa afetar os efeitos da anestesia, há relatos de alguns reikianos em tratamento odontológico, cirurgias etc. A veterinária e mestra em Reiki, Mariana Della Serra Amaral, relata, por exemplo, que um cãozinho vira-lata, de seis anos de idade, passaria por um procedimento de retirada de líquor da medula. Como o procedimento era doloroso, apesar da anestesia, ela aplicou Reiki nele antes do procedimento durante 10 minutos. Segundo Mariana, a anestesia não fez efeito, e o procedimento teve de ser adiado. A maioria dos relatos refere-se a autoaplicações feitas durante a aplicação da anestesia. Mariana refere-se a momentos que a antecedem. Talvez um neurocirurgião possa explicar se, de fato, o Reiki inibe os efeitos da anestesia. No filme *O Exorcismo de Emily Rose* (EUA, 2005, 119 minutos), baseado numa história real, para o sucesso do exorcismo, o padre aconselha a jovem Emily a deixar de tomar um remédio ou o ritual não teria efeito. Sua atitude é secundada por uma antropóloga, especialista em rituais os mais diversos, a qual apresentou, no tribunal, informações relevantes que corroboravam a atitude do referido padre e serviam para absolvê-lo da acusação de homicídio, já que Emily falecera, segundo a acusação, por falta de atendimento médico. O tema é bastante polêmico. No caso específico do Reiki, a sugestão dada por muitos mestres simplesmente é: em caso de anestesia, não faça autoaplicação ou aplicação tópicas, mas pode-se enviar Reiki a distância, por exemplo, para o centro cirúrgico, para a equipe médica ou para o dentista etc. De qualquer maneira, a questão permanece aberta ao diálogo fraterno.

> Na verdade, Penczak refere-se especificamente à possibilidade de, pela ação do Reiki, o efeito da anestesia cessar durante uma cirurgia, o que difere dos relatos apresentados. Nas palavras do próprio Penczak:
>
> *O Reiki não vai despertar um paciente que esteja sob a ação de uma anestesia durante uma cirurgia. Por que ele faria isso? Muitas pessoas nas minhas sessões de Reiki chegam acordadas e então se distanciam ou caem no sono em cima da mesa. O Reiki age para o bem maior, e despertar alguém na mesa de operação com um cirurgião mexendo em você não seria provavelmente para o bem maior.[...]*

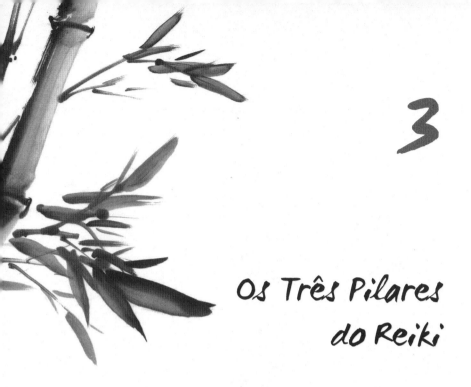

3

Os Três Pilares do Reiki

O Reiki, tal qual praticado pelo doutor Usui, envolvia três práticas: Gassho, Reiji-Ho e Chiryo, as quais também foram transplantadas para o Ocidente, ainda que adaptadas num ou noutro ponto.

Gassho

Gassho significa "duas mãos postas". De modo sintético, essa meditação consiste em fechar os olhos e colocar as mãos postas diante do peito e concentrar toda a atenção onde os dois dedos médios se tocam. Assim, respire lenta e profundamente e deixe os pensamentos passarem. Com o tempo, se as mãos se cansarem, descanse-as no colo, sempre unidas.

Para essa meditação, sente-se com a coluna ereta, e não rígida, numa cadeira, sobre os calcanhares ou com as pernas cruzadas. Frank A. Petter sugere para manter a coluna sempre ereta durante a meditação imaginar a cabeça presa a um balão de gás, o qual a mantém sem esforço na posição desejada. Ainda, se necessário, utilize-se de almofadas ou de cadeiras de espaldar. Sente-se e sinta-se de maneira confortável.

Ensinada pelo doutor Mikao Usui, a meditação Gassho era praticada sempre no início dos cursos e nos encontros por ele promovidos. Caso deseje, poderá praticá-la ao levantar, durante 20 ou 30 minutos. Se tiver dificuldades, no início, comece com menos tempo e aumente pouco a pouco. Poderá, ainda, praticá-la em grupo e vivenciar a vibração energética que ultrapassa a soma das energias individuais.

A meditação Gassho torna-se importante instrumento para despertar a sensibilidade dos curadores e/ou canais de cura (praticantes de massagens terapêuticas, passes energéticos e outros, reikianos etc.), uma vez que, literalmente, pela imposição das mãos ou pelo toque, trabalham com os olhos nas mãos.

Reiji-Ho

Trata-se de três pequenos rituais realizados antes de cada tratamento. Reiji significa "indicação da energia Reiki", enquanto Ho pode ser traduzido como "métodos".

Junte as mãos no peito, como na meditação Gassho, e feche os olhos. Entre em sintonia com a energia Reiki, pedindo para que ela flua por seu intermédio. Lembre-se: você é o canal, não a energia.

Você a sentirá nas mãos, ou penetrando no chacra da coroa, ou ainda de outras maneiras. Os reikianos do nível II poderão visualizar o símbolo Hon-Sha-Ze-Sho-Nen (símbolo 3), repetir mentalmente três vezes o desejo de que o Reiki flua por seu intermédio, visualizar o Sei-He-Ki (símbolo 2) e, por último, o Cho-Ku-Rei (símbolo 1).

Reze pela recuperação e pela saúde do paciente. Entregue esse pedido ao Universo, de modo a se lembrar de que o conceito de cura nem sempre corresponde às nossas expectativas.

Leve as mãos postas para junto do terceiro olho e peça à energia Reiki para guiá-lo no processo de aplicação.

Esses rituais auxiliarão o praticante a desenvolver a sensibilidade e a intuição e a literalmente entregar-se à energia Reiki. Os símbolos citados só deverão ser empregados pelos iniciados no nível II. Para ativá-los, juntamente com a visualização, deve-se repetir mentalmente o mantra/nome de cada um três vezes. Os reikianos de nível III podem, ainda, acrescentar o Dai-Koo-Myo (símbolo 4) antes de visualizar o Hon-Sha-Ze-Sho-Nen.

Cada reikiano estabelece rituais próprios para iniciar uma sessão de cura. Alguns, em vez de utilizar o Reiji-Ho, preferem erguer os braços para o alto, as mãos postas, como uma antena sobre a cabeça e invocar a energia. Outros, com as mãos na mesma posição, costumam pousá-la sobre o chacra da coroa. Há quem prefira iniciar sempre com a mesma oração, enquanto alguns praticantes preferem entregar as palavras à intuição ou guardar o silêncio interior.

Gosto muito de iniciar as sessões da seguinte maneira: junto minhas mãos, evoco a energia, coloco-as mãos sobre meu terceiro olho e então traço os símbolos em ambas as mãos, uma de cada vez, no sentido horário, enquanto mentalizo mentalmente cada mantra três vezes. Dessa forma, tenho em minhas mãos o seguinte esquema:

4 3
2 1

Exercite a criatividade e acione a energia da forma mais confortável para você e para o paciente. O simples olhar ou a imposição das mãos ativam a energia Reiki para que você a transmita a si, a tudo e a todos. Todavia, utilizar chaves de ativação como o Reiji-Ho permite direcionar a energia com mais precisão, de modo a potencializar o tratamento e acelerar o processo de cura.

Chiryo

Chiryo significa "tratamento"; vale dizer, a sessão de cura em si. No tempo do doutor Mikao Usui, o praticante ajoelhava-se ao lado do paciente, que estava deitado no chão (em colchonete, tatame ou esteira de palha). Hoje, alguns terapeutas ainda preferem essa técnica, enquanto outros se utilizam de mesas de massagem, ou mesmo, conforme o caso e as circunstâncias, de cadeiras.

Em Chiryo, o reikiano coloca a mão sobre o chacra da coroa do paciente e espera o impulso ou inspiração para começar a aplicação. Entretanto, como vimos ao tratar de Reiji-Ho, há inúmeras formas de se conduzir as aplicações, devendo o terapeuta entregar-se à intuição. Poderá, por exemplo, aplicar as 14 posições básicas para depois deter-se nas partes do corpo mais afetadas; ou então, conduzir as quatro aplicações da cabeça e dos pés para depois concentrar-se em áreas específicas etc.

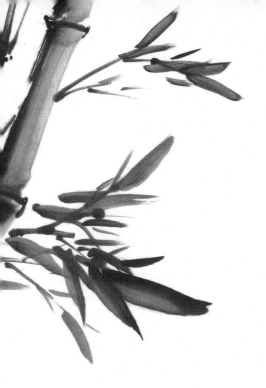

4

Os corpos e os chacras

Neste capítulo serão explicados conceitos trabalhados na Medicina Holística, os quais se popularizaram com conhecimentos vindos do Oriente, da Teosofia e outros.

São importantes não apenas para quem trabalha com Reiki, mas também com sistemas ou técnicas holísticos.

Os corpos

Corpo físico (soma) – Estrutura de carne, músculos, nervos, ossos, vasos e pele, a partir da qual se estabelece uma sequência de estruturas sutilizadas que permitem ao espírito manifestar-se no invólucro físico.

Duplo Etérico – Fonte geradora de energias, é responsável pelos chamados automatismos vitais. Constitui-se na sede dos chacras.

Corpo Astral (Modelo Organizador Biológico) – Serve de molde para a constituição do corpo físico. Sede das emoções, recebe e executa programações estabelecidas em memórias anteriores, a fim de que o encarnado possa evoluir de acordo com o reajuste de propósitos e ações.

Corpo Mental Inferior – Compreende os atributos dos cinco sentidos e da intelectualidade.

Corpo Mental Superior – Rege a vontade e a imaginação.

Corpo Búdico – Banco de dados da consciência, responsável pelo armazenamento das experiências do espírito. Nele se traçam as diretrizes do projeto de vida a ser empreendido pelo espírito quando encarnado.

Corpo Átmico (Mônada ou Centelha Divina) – Princípio e motor da vida.

Outra forma de se entender os diversos corpos:

Etérico – Contém a energia dos órgãos, expandindo-se ou retraindo-se conforme o funcionamento dos mesmos. Filtro sutil das emoções e dos pensamentos em harmonia. Quando saturado, exporta as desarmonias para o corpo físico, que funciona como filtro mais denso. O corpo etérico constitui-se de linhas de força responsáveis por modelar e firmar a matéria física dos tecidos do corpo.

Emocional – De estrutura mais fluida que a do corpo etérico, associa-se aos sentimentos e apresenta contornos semelhantes aos do corpo físico. Nele arquivam-se as sensações, emoções, sentimentos etc. relacionados a esta encarnação, desde o momento da concepção. Por outro lado, não arquiva processos de ideias e/ou pensamentos, função do mental. Constitui-se de nuvens coloridas em contínuo movimento.

Mental – Contém a estrutura das ideias e, por essa razão, associa-se a pensamentos e processos mentais. Funciona como uma verdadeira biblioteca, uma vez que arquiva toda sorte de pensamentos, padrões individuais, familiares, sociais, assim como a habilidade do raciocínio lógico. Em equilíbrio, apresenta-se translúcido, como emanações douradas semelhantes a bolhas.

Extra-sensorial – Abarca as percepções oriundas de formas não materiais, como a intuição, a visão de outros planos, a sensibilidades ao meio ambiente ou a outros seres, a projeção da consciência (a outros lugares ou épocas) e a leitura do campo eletromagnético planetário ou astral. É formado por nuvens multicoloridas.

Etérico superior – Neste campo de energia desenvolve-se o corpo físico. Apresenta, portanto, as formas padronizadas e definidas para a reencarnação. Formado de linhas transparentes sobre um fundo azul-escuro (espaço sólido), nele o som cria a matéria.

Emocional superior – Nível responsável pelo êxtase espiritual, este plano de identificação com o divino é formado por pontas de luz. Contém os arquivos das emoções de toda a existência do ser, assim como a clara percepção do porquê da vida presente do encarnado.

Mental/causal – Armazena as impressões de vidas anteriores e contém os corpos áuricos relacionados à encarnação atual do indivíduo, de modo a protegê-los e a mantê-los unidos. Nível mais forte e elástico do campo áurico, contém, ainda, a corrente principal de força que se desloca ao longo da espinha, a qual liga o encarnado à energia primordial.

Os chacras

Em termos gerais, chacras (rodas) são centros de energia físico-espirituais espalhados por diversos pontos dos corpos físico e espirituais que revestem o físico.

Os chacras mais conhecidos são sete, contudo, para a aplicação do Reiki, os que estão nas mãos e nos pés, dentre outros, são também muito importantes.

1º chacra

Nome em sânscrito: Muladhara. Base e fundamento; suporte.
Nomes mais conhecidos em português: Base ou Básico, Raiz e Sacro.
Localizado na base da coluna, na cintura pélvica, quando ativo tem a cor vermelho-fogo.

Seu elemento correspondente no mundo físico é a terra.

Seu som correspondente (bija), segundo segmentos religiosos tradicionais indianos, é LAM.

O centro físico do chacra base corresponde às glândulas suprarrenais, as quais produzem adrenalina e são responsáveis por promover a circulação e equilibrar a temperatura do corpo, de modo a prepará-lo para a reação imediata. Trata-se do centro psicológico para a evolução da identidade, da sobrevivência, da autonomia, da autoestima, da realização e do conhecimento.

Além disso, acumula impressões, memórias, conflitos e atitudes geradas pelos esforços para conseguir individualidade.

Quando em desequilíbrio, produz, dentre outros, anemia, leucemia, deficiência de ferro, problemas de circulação, pressão baixa, pouca tonicidade muscular, fadiga, insuficiência renal e excesso de peso.

2º chacra

Nome em sânscrito: Swadhistana. Morada do prazer.

Nomes mais conhecidos em português: Gênito-urinário e Esplênico.

Localizado na região de mesmo nome, quando ativo tem a cor alaranjada.

Seu elemento correspondente no mundo físico é a água, enquanto seu som é VAM.

O centro físico desse chacra corresponde às glândulas sexuais (ovários, próstata e testículos), responsáveis pelo desenvolvimento das características sexuais masculinas e femininas e pela regulagem do ciclo feminino. Trata-se do centro psicológico para a evolução do desejo pessoal e da força emotiva, da vontade de ter, amar, pertencer, vivenciar a estabilidade (material e emocional) e da necessidade de afeto e segurança.

Além disso, acumula padrões negativos decorrentes dos esforços para estabelecer um sistema de apoio para viver e amar.

Quando em desequilíbrio, produz, dentre outros, TPM, artrite e disfunções ligadas aos órgãos reprodutivos, como mioma e pólipos.

3º chacra

Nome em sânscrito: Manipura. Cidade das joias.
Nomes mais conhecidos em português: Plexo Solar e Umbilical.

Localizado na região do diafragma, um pouco acima do estômago, quando ativo tem a cor amarela.

Seu elemento correspondente no mundo físico é o fogo, enquanto seu som é RAM.

O centro físico do plexo solar corresponde ao pâncreas, responsável pela transformação e digestão dos alimentos. O pâncreas produz o hormônio insulina, o qual equilibra o açúcar no sangue e transforma o hidrato de carbono.

Além disso, as enzimas isoladas pelo pâncreas são fundamentais para a assimilação de gorduras e proteínas. O plexo solar é o centro psicológico para a evolução da mente pessoal e da vontade de saber, aprender, comunicar e participar. Acumula padrões negativos decorrentes dos esforços para desenvolver a inteligência, a expressão de ideias, pensamentos e sonhos.

Quando em desequilíbrio, produz, dentre outros, desordens no trato digestivo, diabetes, alergias, sinusite e insônia.

4º chacra

Nome em sânscrito: Anahata. O invicto; o inviolado.
Nome mais conhecido em português: Cardíaco.

Localizado na porção superior do peito, quando ativo apresenta a cor verde.

Seu elemento correspondente no mundo físico é o ar, enquanto seu som é YAM.

O centro físico do chacra cardíaco é o timo, responsável pela regulação do crescimento, pelo sistema linfático e por estimular e fortalecer o sistema imunológico. Trata-se do centro psicológico para a evolução do idealismo, da capacidade de amar e de doar, da visão real do mundo, do autoconceito, além de constituir um ponto de transferência das energias dos chacras inferiores e superiores.

Quando em desequilíbrio, produz, dentre outros, palpitação, arritmia cardíaca, rubor, ataque de pânico, pressão alta, intoxicação, problemas no nível de colesterol e acidose.

5º chacra

Nome em sânscrito: Vishudda. O purificador.
Nomes mais conhecidos em português: Laríngeo e Cervical.

Localizado no centro da garganta, próximo ao pomo-de-adão, quando ativo tem a cor azul-clara.

Seu elemento correspondente no mundo físico é o éter, enquanto seu som é HAM.

Por sua vez, o centro físico do chacra laríngeo corresponde à tireoide, importante para o crescimento do esqueleto e dos órgãos internos, além de regular o metabolismo, o iodo e o cálcio no sangue e nos tecidos. Em outras palavras, a tireoide desempenha papel fundamental no crescimento físico e mental. O chacra laríngeo é o centro psicológico da evolução da criatividade, da autodisciplina, da iniciativa, da responsabilidade, do agir transpessoal.

Além disso, apresenta a força vibratória responsável pela formação da matéria, de modo a interligar pensamento e forma, mente e matéria.

Quando em desequilíbrio, produz, dentre outros, resfriados, herpes, dores musculares ou de cabeça, congestão linfática, endurecimento do maxilar, problemas dentários, além de aumentar a suscetibilidade a infecções virais ou bacterianas.

6º chacra

Nome em sânscrito: Ajna. Centro do comando.
Nome mais conhecido em português: Frontal.

Localizado no meio da testa, quando ativo apresenta a cor azul-escura (índigo).

Não apresenta elemento correspondente no mundo físico e seu som é OM.

Seu centro físico corresponde à pituitária/hipófise, responsável pela função das demais glândulas. O chacra frontal é o centro psicológico para a evolução do desejo de liderança, integração ao grupo, poder e controle. Liga o corpo inconsciente e o físico (mental).

Quando em desequilíbrio, produz, dentre outros, vícios de drogas, álcool, compulsões, problemas nos olhos (cegueira, catarata etc.) e surdez.

7º chacra

Nome em sânscrito: Sarashara. Lótus das mil pétalas.
Nomes mais conhecidos em português: Coronário e Sublime.

Localizado no topo da cabeça, quando ativo tem a cor violeta, com matizes de branco. Não possui som correspondente no mundo físico, já que possui a mesma condição do Universo, de Deus.

Seu centro físico corresponde à glândula pineal, a qual atua no organismo todo (Quando falha, dá-se a puberdade tardia.). O chacra coronário é o centro psicológico para a evolução da capacidade intuitiva, da experiência espiritual e do sentido de unificação e do divino. Por se uma ponte entre o inconsciente coletivo e o inconsciente individual, possibilita o acesso ao registro coletivo (akásico) e a libertação da necessidade de controle.

Quando em desequilíbrio, produz, dentre outros, desordens no sistema nervoso, insônia, neurite, enxaqueca, histeria, disfunções sensoriais, possessão, obsessão e neuroses.

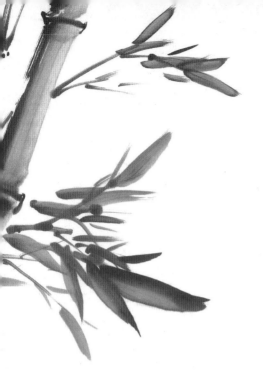

5

Técnicas de Aplicação

No Ocidente, o Reiki é conhecido pelas 14 posições básicas de aplicação; entretanto há uma série de manuais que apresentam posições específicas para tratar determinados órgãos ou problemas de ordem emocional e/ou espiritual. Um deles, inclusive, foi elaborado pelo próprio doutor Usui e divulgado por Frank Arjava Petter.

Durante as aplicações, o terapeuta deverá estar atento à sua intuição, que certamente lhe guiará para tratar com mais cuidado determinadas partes do corpo do paciente.

Como na prática do Reiki não existe certo ou errado, uma sessão completa poderá começar na região da cabeça e terminar nos pés, ou da cabeça ir direto para os pés e depois voltar para a frente e para as costas do paciente. Embora posições da parte da frente e das costas atendam às pernas, o terapeuta poderá, ainda, aplicar diretamente sobre as pernas do paciente, seus joelhos (inclusive na parte interna) etc.

O reikiano nível III poderá também realizar a cirurgia energética (Vide **Cirurgia Energética**), conforme a necessidade e/ou urgência, antes ou depois de um pacote de sessões. O mestre, por sua vez, poderá fazer a Iniciação de Cura no paciente (Vide **Iniciações**).

Para aplicar Reiki com as mãos, os dedos devem estar juntinhos, de modo a formarem uma concha em cada mão. Pode-se usar as duas mãos, ou apenas uma, caso haja algum impedimento. Há mestres que, na iniciação, trabalham com a chamada "mão dominante" de quem se inicia, contudo, nos últimos tempos, a maioria tem preferido colocar os símbolos em ambas as mãos, afinal as duas são canais de cura.

Logo após a iniciação, o reikiano poderá praticar em si mesmo ou nos colegas de curso, como troca e maneira de perceber o fluir da Energia em cada um.

Ao me iniciar ao nível I, quando uma colega se despedia de mim, bati o dedão do pé direito no sapato plataforma dela. Imediatamente, comecei minha autoaplicação! Embora a dor e o sangue no dedo incomodassem, senti-me gratificado ao lembrar a descida do doutor Usui do Monte Kurama e de como cuidou do pé ferido.

1º Região – Cabeça

Centro de comunicação com o mundo, do senso de realização, de competência e de reconhecimento. O chacra coronário compreende a plenitude e o elo com o cosmo; já o frontal privilegia o desenvolvimento da consciência, a concentração, as percepções sensoriais e a compreensão em níveis superiores, além da visão em mandala. Por sua vez, o laríngeo engloba a realização/concretização do pensamento, do desejo etc., a sinceridade, a independência e a liberdade, a comunicação.

Ao acordar, a aplicação nas posições da 1ª região franqueiam um nível maior de equilíbrio para vivenciar o cotidiano de maneira plena. Ao deitar, a aplicação elimina o estresse, o acúmulo de energias negativas, além de promover o sono tranquilo.

2ª Região – Frente

Centro de identidade e valor individual, compaixão, integridade, continuidade, prazer e autoafirmação. O chacra cardíaco compreende a cura, a união, a autovalorização e o amor incondicional. Já o plexo solar engloba a paz, a aceitação do "eu", a coragem, o respeito e a harmonia; por sua vez, o chacra do umbigo refere-se aos relacionamentos, ao apego, à proteção do campo eletromagnético e aos traumas. O chacra básico corresponde à ancoragem, à satisfação, à estabilidade, à força interior, à cooperação e à confiança.

As posições da 2ª região são indicadas em casos de doenças crônicas e/ou prolongadas, pré e pós-operatório, além de doenças dos sistema imunológico, para as quais se aplicam em conjunto as posições para os pés (4ª região).

3ª Região – Costas

Centro de apoio, confraternização, vontade de expandir e compartilhar em nível planetário, controle, preconceitos, temores de rejeição, desarmonia ou isolamento frente ao meio ambiente. Centro, ainda, de capacidade de suportar, tolerar e mesmo de carregar o mundo e as diferenças entre os seres humanos, de responder às agressões externas.

O trabalho na 3ª região atinge todas as patologias decorrentes de sensações como culpa e inadequação, quando há bloqueios à recepção de energia astral, de modo a atingir todo o corpo, por ramificações nervosas ou pelos chacras.

4ª Região – Pés

Centro do progresso e dos sentimentos e ideias relativos à posição social, à situação de vida, ao senso de autossuficiência e à relação com o mundo "real e concreto". Nos pés, existem os chamados pontos reflexos, correspondentes a glândulas e órgãos. Ao tratar os pés, portanto, esses órgãos e glândulas serão estimulados e (re) equilibrados. Além disso, a absorção da energia Reiki para outras áreas do corpo torna-se mais intensa e rápida.

Posições na cabeça

1º Posição

- Abrange as glândulas pituitária e pineal.
- Trata problemas com os olhos (visão, glaucoma, dificuldade com cores, aversão à claridade, irritações e pálpebras), nariz (rinite alérgica, carne esponjosa, desvio do septo), boca e dentes (gengivas, PH das mucosas, canal) e cavidade óssea (sinusite).
- Reduz drasticamente o estresse e a ansiedade, além de facilitar o profundo relaxamento (inclusive em nível neurológico).
- Favorece o equilíbrio e a claridade de pensamento e de ideias, aumenta a capacidade de concentração, trata a hiperatividade e a confusão mental.
- Facilita o contato com o Eu interior de modo a favorecer o poder de liderar, conhecer, realizar, estar em contato com a sabedoria interior e abrir-se para energias superiores.

2º Posição

- Atua diretamente no cérebro (disritmia cerebral, convulsões, aneurisma, derrame), no pensamento, no equilíbrio entre os hemisférios direito e esquerdo, na memória, na produção e na criatividade (Parkinson, Alzheimer).
- Alivia rapidamente dores de cabeça (enxaqueca) e preocupações, além de induzir à serenidade.

- Trata depressão, medo (todos os estados patológicos de pânico), angústia e doenças mentais (psicoses, esquizofrenia etc.).
- Atua contra o efeito das drogas sobre a mente e o cérebro (A aplicação poderá ser feita mesmo com o indivíduo alcoolizado ou sob efeito de outras drogas.).
- Favorece a lembrança de sonhos, o *insight*, a amplitude de consciência e a integração com a sabedoria cósmica (registro akásico).

3ª Posição

- Atua na medula e no cérebro, regula o peso, a fome, o sono, os instintos, a coordenação (dislexia) e o equilíbrio (labirintite).
- Estimula a intelectualidade e o desenvolvimento dos olhos e dos ouvidos internos.
- Combate compulsões (comer demais ou não alimentar-se) e vícios (álcool, fumo, outras drogas).
- Trata todas as doenças mentais (psicose maníaco-depressiva, esquizofrenia etc.).
- Estimula a abertura do terceiro olho, franqueando a visão real de conjunto e função (visão em mandala), a clareza de expressão de pensamentos e ideias, o desenvolvimento de poderes espirituais, o equilíbrio da mediunidade, a capacidade de interação áurica (com animais, pessoas, plantas, pedras e objetos), a viagem astral e a capacidade dirigida de entrar em estados alterados de consciência.
- Favorece o senso de proteção, o relaxamento e a serenidade.
- Indicada em estados de choque (acidentes, por exemplo), coma ou desmaios.

4ª Posição

- Atua no metabolismo, na paratireoide, na tireoide (bócio), na faringe, na laringe, na traqueia, na garganta e nas amídalas.

- Trabalha a raiva, a hostilidade, o ressentimento, o nervosismo, a desesperança em relação à própria atuação no mundo.
- Trabalha a incapacidade de verbalizar emoções e ideias.
- Trata a dificuldade de engolir (comida, remédios, opiniões, pessoas), e o edema de glote (alergia a alimentos, substâncias, cheiros etc.).
- Desenvolve a autoconfiança, a estabilidade, a capacidade de concretizar aquilo em que se crê.
- Estimula a criação, a produção e a comunicação.

Posições na frente do corpo
1ª Posição

- Trabalha o coração, os pulmões e a glândula timo (Na infância, a glândula timo desempenha importantes funções endócrinas e de imunização.).
- Estimula a circulação de veias e artérias que saem do coração. Embora regrida com o tempo, sua influência sobre o organismo continua a ser sentida.
- Estimula o sistema imunológico, pois se trata do centro energético emocional do corpo.
- Estimula a educação, a autoconfiança, o amor incondicional, o perdão, a serenidade, o centramento, a felicidade, o prazer e a harmonia.
- Trabalha as sensações de solidão, impotência, abandono e vazio (provocado pela idade), assim como a tendência a vitimizar-se e a incapacidade de enxergar o próprio valor e acessar a força interna.
- Combate a depressão, a falta de reação e as atitudes que refletem o desejo de "abandonar" a vida.
- Estimula o senso de envolvimento com o mundo e as pessoas, de modo a não "envelhecer" o corpo e o espírito.
- Trabalha, ainda, a raiva, o ressentimento, os ciúmes e a amargura em relação aos familiares, amigos e pessoas amadas.

2ª Posição

- Atua no fígado, no estômago e no baço.
- Favorece a digestão (de alimentos e de ideias) e estimula a tranquilidade para aceitar ideias diferentes.
- Promove a segurança, o amparo e a partilha do mundo físico com outras pessoas.
- Ampara em período de mudanças bruscas e em casos de medo e/ou necessidade de mudar.
- Trabalha a sensação de perda de identidade quando se está em grupo.
- Atua nas costelas e no diafragma, de modo a promover a liberação de medos e de sentimentos desagradáveis.
- Estimula o sentimento de satisfação com a autoimagem e com a interação com o grupo.
- Trabalha o medo de situações diferentes ou que fogem ao controle.
- Estimula a capacidade de centramento e de controle diante de agressões.

3ª Posição

- Atua no pâncreas (Responsável pela segregação de hormônios que modificam a composição do sangue.) e no sistema reprodutor feminino (ovário, útero, trompas), no apêndice e no cólon transverso.
- Combate diabetes, mioma, câncer no útero, pólipos, tensão pré-menstrual (TPM) e problemas relativos à ovulação, a hormônios e à menopausa.
- Trabalha a amargura, a repressão de sentimentos, o excessivo autocontrole, o apego, os ciúmes, a falta de identidade sexual ou o desvio da real orientação sexual, toda a carência básica da infância, o abandono, a sensação de separação e a solidão.
- Trata traumas desde o período intrauterino até o presente.
- Estimula a autoconfiança, a maneira como se demonstra força e capacidade, além de dissolver a necessidade de estar no controle para aceitar algo ou alguém.

- Trabalha a negação do corpo, a culpa, a sensação de ser/estar errado e/ou inadequado e o medo de sentir prazer.

4ª Posição

- Trabalha o intestino, a bexiga, a próstata, a vagina (vaginite, corrimentos, problemas com o PH etc.) e o genital masculino.
- Facilita a circulação de sangue para as pernas, de modo a combater a flebite, a trombose, o frio nas pernas ou nos pés, inchaço e outros.
- Favorece a flexibilidade e a capacidade de adaptação.
- Trabalha a visão egoísta e autocentrada, bem como os relacionamentos ditos interesseiros, o materialismo excessivo, o apego aos bens e à autoimagem.
- Promove o ancoramento na Terra, de maneira a tratar vícios, pânico, tendências suicidas, vazio existencial e a falta de conexão com o planeta, outras pessoas e/o outros seres.
- Trabalha, ainda, a sensação de não pertencer a grupo e/ou família, de não ter qualquer função e de sentir-se desorientado quanto ao objetivo como ser humano.

Posições nas costas

1ª Posição

- Atua nos músculos trapézio e lombar, em dificuldades na coluna vertebral e em casos de colapso do sistema nervoso.
- Reduz o estresse e induz ao relaxamento, à autoconfiança, à estabilidade e ao centramento.
- Trabalha os pulmões (casos de doenças respiratórias) e o coração (Quando não se é possível fazer aplicações diretas sobre o próprio órgão.).
- Atua sobre formas-pensamentos ou energias intrusas.

- Atua sobre a incapacidade de suportar o chamado "peso do mundo" ou de reagir às agressões e violências do meio.
- Trata a inação, a sensação de falta de proteção e o medo de reagir.

2ª Posição

- Atua nos pulmões, de modo a combater doenças alérgicas e respiratórias, como asma, bronquite, pneumonia e acúmulo de muco.
- Auxilia na limpeza de poluentes respirados, tais como os emitidos por cigarros, carros, indústrias etc.
- Trabalha os ressentimentos diante dos acontecimentos e do fluxo da vida, bem como o medo de mudanças e a sensação, ao mudar, de perder a identidade.
- Trabalha, ainda, a tentativa exagerada de corresponder a determinado padrão e/ou ideia vigente.
- Fortalece o indivíduo em casos de sentir-se sempre necessitado de apoio para efetuar mudanças e/ou tomar decisões, ou ter medo de errar (Tentativa de ser perfeito para atingir padrões e/ou expectativas.).
- Atua sobre a necessidade de guardar o medo, a raiva, a dor, a desesperança, de fingir que se é forte, de suportar pressões por medo de expor a própria fragilidade e de estar sempre em posição emocional/espiritual de defesa.
- Infunde segurança em casos de constantes sensações de maus presságios e pressentimentos.

3ª Posição

- Atua nos rins, nas glândulas suprarrenais e, portanto, na circulação e na filtragem do sangue e em casos de cálculos nos rins, falência renal e hipertensão.
- Trabalha pela perfeita irrigação do chacra do umbigo, o pâncreas, a bexiga, o sistema reprodutor e o apêndice.

- Beneficia o sistema imunológico e a regulação da absorção e da fabricação de minerais, vitaminas e outras substâncias químicas produzidas pelo próprio corpo.
- Trabalha o ressentimento em relação à família, a raiva e a sensação de ser inadequado, o medo dos próprios sentimentos e do lado sombra, o fato de não saber lidar com a própria agressividade (A violência contida que, muitas vezes, volta-se para e contra si mesmo.).

4ª Posição

- Atua no cóccix, na circulação sanguínea e energética das pernas.
- Trata a descalcificação na parte de baixo do corpo, problemas gerais nos ossos das pernas e pés (artrite e reumatismo).
- Trata, ainda, lordose, escoliose, bico de papagaio, hérnia de disco e leucemia.
- Atua, por meio do chacra básico, na vesícula, no intestino e na bexiga.
- Atua intensamente na dissolução de padrões rígidos (pensamento e comportamento) e do medo das transformações sociais.
- Contribui para o crescimento emocional e mental em relação ao todo.
- Estimula a interação com outras formas vivas, a abertura e a sensibilização à energia telúrica.
- Combate o fanatismo, a espiritualidade desconectada do corpo ou do mundo, o excesso de controle das emoções, a impaciência e a intolerância a erros.

Posições nos pés

1ª Posição

- Atua sobre o sangue e a circulação.
- Trabalha sobre a capacidade de equilíbrio e a velocidade normal dos chacras.

- Estimula e coordena o movimento de Ida e Pingala.
- Atua sobre os corpos áurico, emocional, mental e astral.
- Estimula a segurança nas decisões e o distanciamento saudável de ideias conflitantes externas.
- Favorece a segurança em momentos de escolhas e decisões.
- Estimula as ações decorrentes de escolhas e decisões.
- Trabalha o estar na Terra, o pertencer ao mundo físico.
- Trabalha o medo, a coação ou a incapacidade de interagir.

2ª Posição

- Atua, por meio dos pontos reflexos, sobre as glândulas e os órgãos.
- Trabalha a não aceitação do corpo por parte da alma.
- Atua sobre os corpos físico, etérico e emocional.
- Estimula o ancoramento de crenças em crianças com menos de sete anos, momento em que começam a apresentar doenças sucessivas.
- Trabalha as sensações primais e os sentimentos ligados à preservação do ego e a questões cármicas.
- Atua, ainda, sobre questões de poder terreno, imortalidade e/ou submissão, aceitação e sujeição.

Considerações sobre os pontos reflexos

Diversos profissionais alertam para alguns cuidados referentes à Reflexologia, no que tange à massagem ou à automassagem, sobretudo dos pés (A Reflexologia trabalha não apenas os pés, mas outras áreas ricas em terminações nervosas, como as mãos e as orelhas.):

- Não convém abusar da prática, uma vez que a massagem nos pés pode afetar funções fisiológicas de modo a provocar, por exemplo, diarreia.

- Deve-se ser bastante criterioso em casos de trombose (Pode ocorrer o deslocamento do coágulo sanguíneo.) e diabetes (Em especial, se o paciente receber insulina: caso o tratamento ative o pâncreas, a insulina deverá ser reduzida.).
- A prática é contraindicada em casos de febre, problemas dermatológicos e gravidez.

Saiba mais

- **Nadis** são canais do corpo sutil por onde flui a bioenergia. Também conhecidos como nervos sutis. Conforme os clarividentes, os nadis assemelham-se a veias energéticas feitas de gás neon.
- **Meridianos** são canais invisíveis localizados sob a pele que atingem todas as partes do corpo, de maneira a permitir a manutenção das funções orgânicas que garantem a vida.
- O canal **Sushumna** é o nadi central, correspondendo à medula.
- **Ida e Pingala** sobem a cada lado do canal central (Sushumna), de modo a completar o caminho da Kundalini. Ida sai do testículo direito, enquanto Pingala parte do esquerdo, ambos encontrando Sushumna no chacra básico, onde formam um nó, e nos chacras cardíaco e frontal. Ida flui pela narina esquerda, Pingala, pela direita.

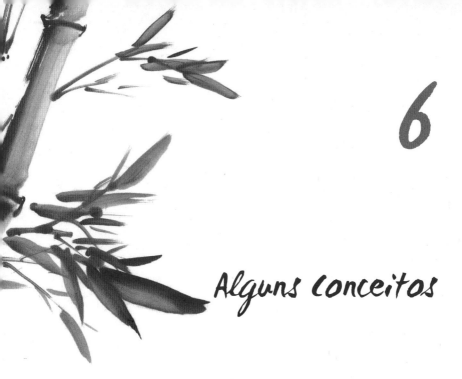

6

Alguns Conceitos

A importância da autoaplicação

Imagine você ter no quintal de casa uma nascente de água pura, cristalina e saudável, partilhar dessa delícia com os vizinhos, mas beber água engarrafada. Não é um contrassenso? Isso ocorre com muitos iniciados que, por falta de hábito ou de disciplina, não se fazem a autoaplicação diária, nem mesmo nos 21 dias a partir da iniciação, embora apliquem Reiki em amigos, vizinhos, transeuntes, animais, plantas, pacientes etc.

Deixar de fazer-se a autoaplicação não se constitui em "erro" ou "pecado", ou qualquer manifestação de culpa. Apenas significa que o praticante (Que não pratica em si mesmo...) deixa de cuidar de si.

Ora, um dos propósitos da iniciação é favorecer o autoconhecimento. Além disso, não há melhor experiência de Reiki para o iniciado do que vivenciar em si mesmo os efeitos da Energia. Portanto, vale a pena reservar um tempo diário para a autoaplicação. Dez minutos, meia hora, as 14 posições etc.: depende do tempo e da disponibilidade do praticante.

Além desse tempinho, o reikiano pode, ainda, fazer pequenas aplicações ao longo do dia, no trabalho, ou no ônibus. Muitos praticantes fazem coro ao pensamento de Diane Stein, segundo quem, melhor um pouquinho de Reiki do que nenhum...

Frank Arjava Petter, por sua vez, afirma que ele e muitos professores de Reiki (mestres) perceberam que os alunos (iniciantes/iniciados) apresentam mais energia do que os seus próprios professores. O segredo: a autoaplicação diária de Reiki.

Uma vez iniciado, o reikiano não perde a Energia se deixar de aplicar ou de se fazer autoaplicações. Entretanto, se fortalece ao manipular o Reiki, pois, a cada aplicação/autoaplicação, o canal (praticante) se afina ainda mais com a Energia.

Os 21 dias

Após a sintonização, ocorre um período de expurgo de impurezas e toxinas de aproximadamente 21 dias, o que lembra o processo vivido por Mikao Usui no Monte Kurama.

Aproximadamente, cada três dias corresponde a um chacra. A liberação ocorre em diversos níveis: num primeiro momento, pelos poros, pela urina e pelas fezes; depois, pelos sonhos e pelos pensamentos.

Tudo o que estava bloqueado, impedindo o crescimento, é pouco a pouco descartado, de acordo com o ritmo de cada organismo. Por essa razão, é comum alguns iniciados passarem por crises de choro, apresentarem febre, diarreia ou sono excessivo etc.

Como o processo é individual, único, as reações variam para cada iniciado: para alguns, o expurgo ocorre apenas no nível sutil, em sonhos, por exemplo.

A cada iniciação ocorrerá um novo processo de purgação. Na realidade, os períodos anteriores às iniciações dos diversos níveis costumam provocar alterações energéticas naquele que se iniciará. Após cada iniciação, o processo poderá estender-se por mais tempo do que os 21 dias, dependendo do organismo do reikiano e do que for acessado em cada nível.

A limpeza no campo eletromagnético após o mestrado pode durar até seis meses. Para vivenciar esse tempo com tranquilidade, recomenda-se a autoaplicação diária de Reiki, alimentação rica em fibras e frutas, além da ingestão de muita água e a diminuição e/ou suspensão do consumo de enlatados, carne vermelha, bebida alcoólica, fumo.

A ética

A ética do reikiano certamente é a do coração, que ultrapassa as convenções e os condicionamentos sociais. Em outras palavras, consiste em não fazer mal a si e aos outros, sobretudo não se utilizar da Energia Reiki de modo a desrespeitar o livre-arbítrio. Além disso, os cinco princípios podem nortear, de modo equilibrado e sem fanatismo, as mais diversas situações cotidianas.

No plano pessoal, jamais se deve pedir o que não lhe pertence: você pode pedir/visualizar uma vaga de estacionamento, a qual será sua, harmonicamente, se não tiver de ser de outro. Nunca peça, por exemplo, para tirar a vaga de alguém. Simples, não é?

Quando atender alguém, esteja atento para não fazer diagnósticos. Se a intuição lhe indicar algo, faça perguntas ao cliente sobre sua saúde e sintomas e aconselhe-o a consultar um médico (de preferência dedicado à Medicina Holística).

Trabalhe amorosamente por aqueles que confiam a saúde, o corpo e a intimidade a você e suas mãos. Respeite suas convicções religiosas, filosóficas, espirituais, políticas etc. Se, durante o tratamento, tiver de abordar alguma questão espinhosa para o paciente, faça-o de modo amoroso, preferencialmente em forma de pergunta, tal qual: "Mas você acha que realmente essa postura é necessária?", "Tem certeza de que Deus se zangaria com isso se você não prejudicou nem a você nem a ninguém?" etc. O objetivo é ajudar o paciente a tornar seu caminho mais leve, mas o caminho é dele, não do terapeuta.

Crie um ambiente seguro para atender (uma sala, ou edícula, ou mesmo a sala de estar de sua casa). Não há regras, a não ser a do bom senso. Você pode utilizar uma maca, o que talvez seja mais confortável para você e para o paciente, ou atender num tatame ou colchonete. Lembre-se de que a higiene, sobretudo a das mãos, é fundamental para o cliente sentir-se seguro.

Convide o paciente a retirar pulseiras, correntes etc., a fim de não haver qualquer resquício energético indesejável nesses objetos. Faça o mesmo. Entretanto, se perceber que o cliente não se sentirá à vontade, deixe-o com os objetos que desejar. O mesmo vale se você quiser utilizar um anel ou uma colar importante para você (símbolos, objetos energizados etc.). Tenha a certeza de que os Mestres de Luz protegem as sessões de cura. Sugira também ao paciente que tire as meias, uma vez que certamente sentirá muito calor, mas o deixe à vontade para decidir: geralmente, os que ficam com as meias resolvem tirá-las antes da metade da sessão. Peça, ainda, ao paciente que mantenha o corpo livre, sem cruzar as pernas e os braços (o mesmo vale para a autoaplicação), a fim de a energia circular de maneira mais livre.

Caso o paciente durma durante a aplicação, o que geralmente acontece, desperte-o com toques suaves nos ombros ou nas costas, ou mesmo nos pés. Se for preciso, esfregue as mãos, para esquentá-las, e toque as plantas dos pés do paciente.

Após o atendimento, lave as mãos em água corrente ou utilize uma solução com álcool perfumado especialmente preparada de acordo com as inúmeras receitas disponíveis.

Mexa as mãos, os dedos, se preferir, faça pequenos estalos, alongue os braços, sinta-se bem!

Você pode ou não tocar o paciente. Observe a fala e os sinais emitidos pelo corpo de quem você atende. Se houver algum impedimento, apenas faça a imposição das mãos. Às vezes a intuição lhe dirá que será reconfortante para o paciente tocar-lhe, por exemplo, os pés. Ouça sua intuição.

Diane Stein alerta para um cuidado especial com a 4ª posição na cabeça (região da garganta): algumas pessoas sentem-se extremamente incomodadas quando tocadas nessa região, pois segundo a autora, teriam sofrido alguma espécie de agressão ou dor (sufocamento, afogamento etc.) nessa região. Quanto à área genital, aja conforme o grau de intimidade, o conforto do paciente, a cultura do grupo social em que estão inseridos. Na dúvida, melhor não tocar: basta impor as mãos.

Perceba, a partir das sugestões, que todo e qualquer procedimento visa apenas a fazer terapeuta e cliente sentirem-se bem. Trata-se de algumas situações para você refletir sobre a ética do coração e tornar o atendimento alegre, seguro e produtivo, o que facilitará o processo de cura.

Investimento e valores

Ninguém vende a Energia Reiki. Se o terapeuta cobra pelas aplicações é porque dedica tempo, energia e dinheiro a capacitar-se para ser um canal de cura (cursos, livros, horários de atendimento etc.). Nesse sentido, é bastante justo cobrar pelo trabalho.

Em todas as tradições, os agentes de cura recebem pagamento.[3] No Xamanismo, os membros da comunidade oferecem tabaco ou um pedaço de tecido ao homem-medicina, enquanto nos ashrams, os mestres de Ioga recebiam contribuições dos alunos e administravam a instituição.[4]

---

3. Exceção feita ao Espiritismo cristão, codificado por Allan Kardec, onde todo o trabalho mediúnico é voluntário, conforme o princípio evangélico de dar de graça (a Energia) o que de graça se recebeu.
4. Hoje são pagas as sessões (valor unitário, pacotes etc.) e aulas (mensalidades ou anuidades, hospedagem etc.).

O terapeuta reikiano deverá, contudo, ter o bom senso de praticar preços dignos, mas que não onerem em demasia os clientes. A sabedoria consiste em equilibrar as necessidades de sobrevivência/subsistência e especialização (estudos, material de trabalho) com as condições dos pacientes, os quais, além do mais, devem pagar pelo tratamento, a fim de valorizá-lo e fazer circular a energia monetária e de prosperidade. Poderá, evidentemente, oferecer descontos, permutas, gratuidade, conforme as necessidades de cada paciente.

O mesmo vale para as iniciações. Muitos mestres baseiam-se nos primeiros tempos do Reiki no Ocidente e chegam a cobrar R$ 10.000,00 ou mesmo US$ 10.000,00 pelos mestrados. Se a orientação da mestra Takata era realmente essa, por diversas razões, hoje, mais do que nunca, convém rever os valores praticados, além de oferecer descontos, bolsas e/ou permutas para quem realmente necessitar. Sou da opinião dos mestres que sustentam que o planeta precisa de cura, portanto, quanto mais reikianos ativos, melhor para a comunidade global.

Ao fixar valores para os cursos/as iniciações, lembre-se de orçar o material a ser utilizado (apostilas, livros etc.) e lanches leves e com cardápio condizente com a ocasião. Se aqui não sugiro valores é porque, quando você ler este livro, os mesmos podem estar desatualizados. Entretanto, se desejar saber como organizo a estrutura dos cursos, sinta-se à vontade para enviar-me um e-mail, disponível ao final do livro.

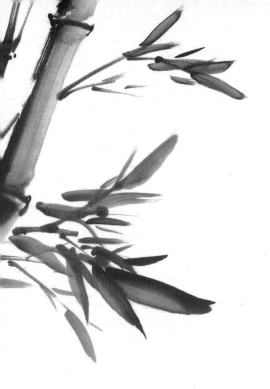

7

Sagrado x Secreto

Há muito os símbolos Reiki deixaram de ser secretos, uma vez que são retratados em livros, sítios da Internet etc. Ainda existem mestres que não permitem que seus alunos sequer copiem os símbolos. Como resultado, alguns reikianos chegam a se esquecer dos símbolos ou cultivam receio de utilizá-los "incorretamente".

De maneira fraterna, todas as posturas, desde que éticas, devem ser respeitadas. Contudo, se em algum momento da história do Reiki teria sido necessário manter os símbolos e rituais em segredo, nas chamadas sociedades de informação, tal medida mais atrapalha do que esclarece sobre o Reiki.

O conhecimento em si apenas não basta. Ler um livro de Medicina não transforma ninguém em médico, e sim a formação habilitada. Mesmo assim, há falsos médicos, charlatães etc. O mesmo vale para o reikiano. Por que, então, não permitir que as informações sejam disponibilizadas, se alguém, ao entrar em contato com elas, pode sentir-se atraído a vivenciá-las por meio de iniciações e/ou aplicações? Não divulgar tais informações não impediria, por exemplo, o charlatanismo, a mistificação etc.

Quando publiquei meu primeiro livro sobre Reiki, recebi este mail a respeito da divulgação dos símbolos:

Com todo respeito, caro amigo Ademir, um Mestre de Reiki fidedigno deveria saber que os Ensinamentos sobre <u>INICIAÇÕES DE REIKI</u>, em qualquer Nível, são <u>Sagrados e Secretos e jamais deveriam ser divulgados</u> num livro que apresenta Ensinamentos Básicos sobre o REIKI.

Você deveria ser mais cauteloso quanto a isso, pois tal atitude poderá incorrer numa responsabilidade cármica para você.

Ao que respondi:

C.:

Agradeço a gentileza de seu mail. Como afirmo na introdução aos capítulos sobre iniciações, <u>todas aquelas informações estão disponíveis em sites e livros</u> (inclusive o de Diane Stein), <u>muitas vezes de maneira incorreta</u> (como os que sugerem a autoiniciação). Dessa forma, apenas sistematizei, a fim de evitar confusões que tenho encontrado por aí. Comparo ao seguinte: alguns pais preferem não falar sobre drogas; outros preferem dialogar em casa, a fim de o filho não aprender na rua, de maneira atrapalhada. Foi o que fiz. O resultado cármico de esclarecer, aclarar o que é confuso, acredito, só pode ser positivo.

Muita paz e luz para você também.

O texto da leitora foi educado e fraterno. O diálogo não prosseguiu porque ela não retornou a mensagem. Em minha resposta, cito a autoiniciação do qual farei considerações a seguir. Embora não seja adepto dessa prática, talvez em minha resposta, ainda que não intencionalmente, tenha associado divulgação incorreta dos símbolos à autoiniciação. Além disso, fixei-me mais na divulgação dos símbolos do que na questão dos rituais de iniciação, aos quais certamente também a leitora havia referido.

Por outro lado, anteriormente, havia recebido o seguinte e-mail:

Prezado Ademir,
Estou terminando de ler seu livro "Transforme sua Vida com o REIKI", que estou achando interessantíssimo.
Ao tomar conhecimento do Símbolo Cho-Ku-Rei, comecei a desenhá-lo em diversas folhas de papel, e estou me sentindo muito bem e tranquilo.
Como estou saindo de um divórcio recente, estou precisando tremendamente de energia cósmica!
<u>Se pintasse o símbolo na cor "Violeta", na cor que Dr. Mikao Usui o visualizou, sobre uma grande laje de uma construção, e construísse uma residência em cima, isso me garantiria muita energia e saúde, para mim, parentes, plantas, animais, etc.? Sou também iniciante no Budismo.</u>
Parabéns pelo livro!
Um grande abraço,
W.

Minha resposta:

W.,
Obrigado pelas palavras, pelo carinho...
Fico feliz de saber que o símbolo 1 lhe traz serenidade, tranquilidade e luz. Quanto a sua pergunta, acredito que todos podem reproduzi-lo (um artista plástico, por exemplo), contudo, para acessá-lo (autoaplicação, aplicação em outrem, o desenho na laje a que você se refere etc.), os mestres são unânimes, o ideal é iniciar-se. Sobretudo pelo que me relatou (sua vida pessoal), que tal iniciar-se e vivenciar os 21 dias do nível I etc.? Acho que lhe faria bem.

Atenção: alguns mestres, quando iniciam no nível I, "treinam" o iniciante para trabalhar com o símbolo 1 (faço isso quando sinto que será bom ou quando o iniciante me pede). Seria bacana você se iniciar no nível I, com uso do Cho-Ku-Rei para depois pintá-lo na laje a que se refere, aliás, uma ótima e criativa ideia... :). Antes de dormir, visualize o símbolo e tenha uma noite tranquila... :)
Aguardo seu contato!
Grande abraço e muita luz!
Dermes

Na realidade, os mestres não são unânimes com relação às iniciações e a utilização dos símbolos. Entretanto, deve-se observar o quanto o Reiki tem atraído pessoas das mais diversas crenças, condições, estados emocionais etc. Como os símbolos podem ser visualizados em publicações, obras de arte, tatuagens etc., pessoas como W. podem ter mais facilmente acesso a eles.

Minha sugestão é a mesma para todos os que me perguntam: iniciar-se no Reiki, para, ativando os canais competentes, utilizar-se dos símbolos com proteção, sabedoria e à vontade.

No caso específico de W., ainda, uma alternativa interessante seria ele visualizar o símbolo antes de dormir enquanto um aplicador – eu ou outro reikiano – fizéssemos a aplicação a distância. À época, isso não me ocorreu. De qualquer maneira, W. foi incluído em meu caderninho de vibrações para receber aplicações a distância.

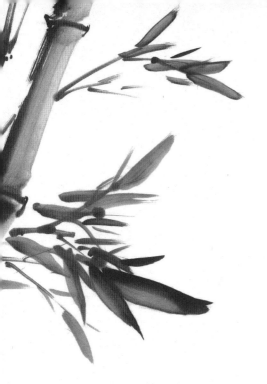

Os Níveis do Reiki

Os níveis do Reiki são estágios especiais de sintonização e preparação para atuar. Não existe um nível melhor do que o outro. Cada um deles funciona como uma sorte de especialização para o terapeuta, de modo que, por exemplo, o reikiano de nível II está mais habilitado (Ou seja, possui mais instrumentos, mais intensidade, a qual se manifesta na redução do tempo de aplicação etc.) para o envio de Reiki a distância. Entretanto, isso não impede um reikiano de nível I também fazer aplicações a distância e/ou para multidões. Conforme Frank Arjava Petter:

> A irradiação ou envio de energia e de pensamentos também funciona sem os símbolos do Reiki. Portanto, não é necessário esperar fazer o nível 2 do Reiki para "enviar" energia ou sua bênção. Tenho conhecimento de uma corrente no Japão que não usa os símbolos nem mesmo para curas a distância.
>
> Se você conseguir focalizar sua mente com perfeição, então provavelmente os símbolos serão supérfluos. Entretanto, são ferramentas

maravilhosas para nós, iniciantes. Quem tentaria enfiar um prego na parede com as mãos quando tem um martelo à sua disposição?

De acordo com nossa experiência, a prática também aperfeiçoa. Quanto mais usamos os símbolos do Reiki e focalizamos nosso pensamentos, maior é o resultado alcançado.

Não existe Reiki mais forte ou mais fraco. Em linguagem simples, cada nível é como uma especialização, que pede mais responsabilidade do praticante.

Quando da iniciação ao nível I, os símbolos "fixam-se" na aura do iniciante. Por essa razão, teoricamente, como bem explica Christopher Penczak, mesmo um reikiano de nível I poderia conduzir iniciações (Diane Stein o fez quando ainda era de nível II). No entanto, a experiência, a prudência, o cuidado para com os iniciantes, bem como a ocupação com as salvaguardas espirituais, aconselham a realizar iniciações apenas com mestres habilitados e experientes, já que a formação do terapeuta não se restringe apenas ao momento da iniciação/sintonização, mas a todo um cuidado amoroso e informativo sobre a Energia Reiki e o Sistema Reiki.

Em parte do Ocidente (o que compreende o Brasil), o ensino/a prática do Reiki divide-se em quatro níveis:

- **Nível I – O Despertar** – Focado na chamada cura presencial (autoaplicações e aplicações).
- **Nível II – A Transformação** – Centrado na cura a distância e nas diversas dimensões de tempo e espaço (autoaplicações e aplicações).
- **Nível III (ou III – A) – A Realização** – Focado na cura da coletividade.
- **Mestrado (ou nível III – B)** – Centrado na formação do instrutor (mestre) de Reiki.

Em alguns lugares, o nível III já compreende o mestrado, dividindo-se o sistema, portanto, em apenas três níveis.

Após a iniciação ao nível I, o iniciante pode começar a fazer autoaplicações e aplicações, entretanto, para o exercício profissional do Reiki como terapia, costumo aconselhar que se espere ao menos 21 dias (período de limpeza energética), ou mesmo o nível II, a fim de o reikiano se preparar melhor para atender os pacientes de maneira realmente holística, vale dizer, auxiliando-os na cura do corpo, da mente e do espírito. Contudo, a decisão de iniciar atendimentos profissionais de imediato é uma decisão madura e consciente de cada terapeuta, inclusive porque muitos possuem sólida formação em outras técnicas às quais incorporam o Reiki.

No sistema japonês tradicional, o Reiki é dividido em vários níveis. O Sexto Nível, chamado Shoden, corresponde ao nosso nível I e é dividido em Loku-To (Nível 6), Go-To (Nível 5), Yon-To (Nível 4) e San-To (Nível 3). O nível seguinte é o Okuden, dividido em Okuden Zenki (primeira metade) e Okuden Koko (última metade). O próximo nível é o Shinpiden, ensinado a poucos alunos escolhidos pelo professor. Ao ser iniciado no Shinpiden, o praticante pode receber autorização para tratar profissionalmente de outras pessoas e tornar-se ainda Shinan-Kaku (em tradução livre, "assistente de professor"). Com a autorização do mestre, poderá então formar seu próprio núcleo de trabalho e tornar-se Shihan ("professor").

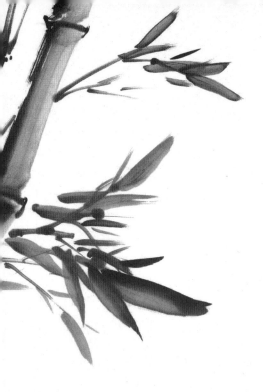

9

Técnicas de Aplicação a Distância

No nível energético, é possível enviar Reiki mesmo que o destinatário, no nível consciente, afirme não desejar recebê-la.

Para alguns reikianos, deve-se pedir autorização para isso, em visualizações ao receptor ou a seu espírito protetor/anjo da guarda, considerando que, se a pessoa realmente não quiser receber a energia, o Universo se encarregará de destiná-la a quem dela necessite. Já outros reikianos sustentam não ser necessário solicitar essa autorização, uma vez que Reiki é amor, e não se pede autorização para amar.

Na aplicação a distância, deixe a criatividade fluir. Se gostar, trabalhe com visualizações, empregando os símbolos (seres de luz fazendo aplicações nas pessoas, animais, plantas, situações etc.).

Quando envio Reiki a distância para alguém, gosto, por exemplo, de enviar também os cinco princípios e visualizar, ao final da aplicação, a pessoa sorridente, iluminada, trajando uma veste branca (com a qual se apresentara para a aplicação). Então, um ser iluminado entrega a ela um vaso de flores vivas, coloridas, para ela cultivar amorosamente (Às vezes visualizo a mim mesmo fazendo essa entrega).

Os cadernos, aos quais apenas o praticante deve ter acesso, quando não mais forem utilizados, podem ser guardados ou queimados (Você pode fazer um pequeno ritual, como visualizar o símbolo 2 nas chamas, encaminhando os pedidos ao Universo.). Escreva neles preferencialmente a lápis, pois o grafite é material vindo diretamente da natureza.

Uma vez que o símbolo 3 abole os limites de tempo e espaço, se achar conveniente, poderá, ainda, programar o melhor horário para que os destinatários recebam a Energia. A aplicação feita pela manhã, por exemplo, poderá ser recebida à noite, quando determinado destinatário dormir. Há reikianos que enviam a Energia para o momento em que ocorrer o próprio desencarne. É possível também programar para que a aplicação se repita, por exemplo, de 5 em 5 minutos: basta afirmar mentalmente esse desejo a cada aplicação, ou ainda, registrá-lo no caderno.

Como hoje os símbolos são amplamente conhecidos, nem todos os reikianos os cobrem mais quando os desenham em caixas, cadernos etc. (Vide **Sagrado X Secreto**).

Técnica da Redução

Visualize a pessoa que receberá Reiki pequenininha, entre suas mãos. Trace, então os símbolos 3, 2 e 1, repetindo três vezes para cada um o mantra correspondente.

Permaneça com as palmas das mãos voltadas uma para outra durante cinco minutos ou mais, se achar necessário.

Nessa técnica, alguns reikianos preferem traçar os símbolos 3 e 2, afirmar três vezes que o receptor encontra-se em suas mãos e, só então, traçar o símbolo 1.

Técnica do Substituto

Esta técnica privilegia, sobretudo, o corpo físico (órgãos, glândulas, ossos etc) e é indicada para tratar um problema específico. O substituto (molde) pode ser um urso de pelúcia, um travesseiro, uma outra pessoa ou o próprio praticante de Reiki.

Visualize sobre o chacra coronário o símbolo 3 e repita seu mantra três vezes, o símbolo 2 e repita seu mantra três vezes. Em seguida, visualize e mentalize o receptor e repita seu nome três vezes e trace o símbolo 1 e repita seu mantra três vezes.

A aplicação deve ser feita por cinco minutos, direcionada ao órgão/problema específico. Você poderá, ainda, fazer uma aplicação completa com essa técnica.

Técnica da Foto

Escreva o nome completo da pessoa numa foto – caso não o saiba, coloque o prenome, ou o apelido, ou ainda o endereço dela.

Mentalize os símbolos 3, 2, 1 e os respectivos mantras três vezes cada. Coloque a foto a sua frente ou segure-a entre as mãos e envie Reiki durante cinco minutos, ou mais, se achar necessário.

Na ausência de foto, escreva o nome do receptor e/ou seu endereço num papel e envie Reiki conforme indicado. Você poderá ainda utilizar-se de um envelope remetido pelo receptor, uma peça de roupa etc. Nesse último caso, quando possível, muitos reikianos posteriormente remetem a peça de roupa para o receptor usá-la.

Técnica do Joelho

Escolha uma perna para iniciar a aplicação, que deverá ser a mesma até o final, a fim de se manter correspondência vibracional. O joelho corresponderá à cabeça, enquanto a coxa representará a parte da frente do corpo. Por sua vez, a coxa da perna oposta corresponderá às costas e aos pés.

Ao iniciar a aplicação, coloque as mãos em concha, de maneira usual, sobre o joelho da perna escolhida, visualize os símbolos 3, 2 e 1 e os respectivos mantras repetidos três vezes. Ao traçar o símbolo 2, visualize o rosto do receptor e repita o nome dele três vezes. Mantenha as mãos sobre o joelho por cinco minutos, de modo a fazer a aplicação em todas as posições na cabeça.

Em seguida, deslize suavemente as mãos (uma de cada vez) para a coxa da mesma perna onde permanecerão por cinco minutos, de modo a fazer a aplicação em todas as posições da frente do corpo. Então, leve as mãos (uma de cada vez) até a coxa da perna oposta e as mantenha aí por cinco minutos para fazer a aplicação em todas as posições das costas e dos pés.

Essa técnica é também utilizada como complemento ou substituição à aplicação direta (presente), assim como no autotratamento, sobretudo no que tange a eventos desconhecidos ou intemporais, quando o tempo de aplicação poderá ser reduzido a dois minutos e meio para cada posição.

Atua sobre o campo etérico (desbloqueio de chacras e limpeza da aura) e o corpo físico (limpeza dos meridianos e equilíbrio dos órgãos).

Caso não conheça pessoalmente o receptor, se possível, tenha consigo (à vista) uma foto, o nome completo ou outro procedimento utilizado na Técnica do Joelho.

Além disso, conforme as necessidades do receptor (ou as suas, no caso de autotratamento), você poderá estabelecer outros pontos de correspondência, tais como entre cotovelo e cabeça, antebraço e a parte da frente do corpo, outro antebraço e as costas e pés.

Técnica da Caixa

Para esta técnica, dê preferência para uma caixa feita de matéria natural, como a madeira. Na parte interna do fundo da caixa – alguns reikianos preferem utilizar a parte de dentro da tampa –, desenhe os símbolos 3, 2 e 1, em sentido horário, e escreva três vezes os respectivos mantras.

Cole uma foto ou gravura, ou mesmo um pedaço de cartolina e papelão sobre as inscrições. Convém deixar uma brecha não colada (ou com apenas um pouquinho de cola nas pontas) para inscrever o símbolo 4 (Dai-Koo-Myo), quando você se iniciar no Nível III. O mesmo vale para a inscrição. Dessa forma, teremos:

3

1 2

Na caixa, coloque todos os dados sobre os receptores (nome, endereço, fotos, problemas, desejos, questões espirituais etc.). Para escrever e/ou desenhar, dê preferência a materiais como papel e lápis. Para ativar a caixa, coloque suas mãos sobre ela e desenhe mentalmente os símbolos e para cada um deles repita três vezes os respectivos mantras.

Repita a aplicação, de modo a reativar a energia, a cada 24 horas.

Em caso de viagem ou impossibilidade de transportar a caixa, para reativar a energia, utilize a Técnica da Redução, de maneira a visualizar a caixa.

Você poderá, ainda, destinar uma caixa para suas joias, fotos, objetos de uso pessoal, correspondência, bilhetes com pedidos pessoais etc.

Técnica do Caderno Pessoal

Para esta técnica, utilize, de preferência, um caderno pequeno de capa dura com pelo menos 50 folhas. A fim de trabalhar melhor as questões pessoais e meditar sobre elas, divida o caderno em seções específicas, tais como família, saúde, finanças, espiritualidade, lazer etc.

Para registrar pedidos, agradecimentos, intenções e outros, utilize preferencialmente lápis. Escreva, pinte, cole fotos de pessoas, objetos, animais, lugares, enfim, faça do caderno um diário onde conste tudo para que deseja enviar a Energia Reiki.

Nas capas e contracapas, desenhe os símbolos 3, 2 e 1, como na Técnica da Caixa, e escreva três vezes os nomes dos respectivos mantras. Ainda como na Técnica da Caixa, cubra os símbolos e, caso tenha a intenção de iniciar-se no Nível III, deixe espaço para posteriormente inscrever o símbolo 4.

Alguns reikianos, por questão de praticidade, preferem registrar os símbolos apenas nas contracapas: pelo fato de manipularem constantemente o caderno, consideram frágeis as capas de papel/papelão sobrepostas à capa dura do caderno.

A fim de ativar o caderno, coloque-o entre as mãos, durante 5 ou 15 minutos, ou ainda, o tempo que achar necessário, e mentalize os símbolos 3, 2 e 1, repetindo três vezes os respectivos mantras durante 5 ou 15 minutos. O caderno ficará energizado por 24 horas.

Para a energização diária, basta aplicar Reiki, com uma das mãos, num dos lados do caderno, durante cinco minutos. Caso não tenha o caderno em mãos para reativar a energia, utilize-se da Técnica da Redução.

Os registros poderão ser feitos em qualquer idioma. Se tiver dúvidas, não se ocupe de erros ortográficos ou de regras de pontuação: o Universo é bastante generoso para deixar de atender um de seus filhos apenas porque este desconhece todas as regras da norma culta de alguma língua.

Técnica do Caderno de Doação

Para o Caderno de Doação, utilize-se dos mesmos procedimentos da Técnica do Caderno Pessoal. Se for necessário, você poderá usar um mesmo caderno para as duas técnicas.

Contudo, utilizar um caderno para cada técnica, aprofunda o processo de autoconhecimento, uma vez que, grosso modo, há pessoas que apresentam a tendência a ser compassivas e atenciosas com os outros, e negligentes consigo mesmas.

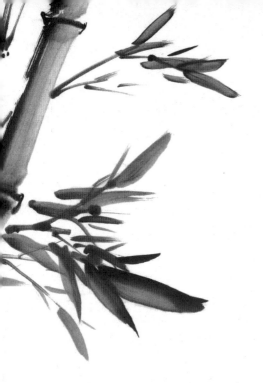

10

Cirurgia Energética

Técnica desenvolvida pelo mestre de Reiki William Lee Rand quando conviveu com os Kahuna, no Havaí. Pode ser utilizada pelos reikianos de nível III, uma vez que, pelo volume de energia que manipulam, fornecem a matéria-prima necessária para os mestres espirituais realizarem curas fantásticas, utilizando-se do ectoplasma.

Curas são comprovadas por exames laboratoriais, radiografias e exames com ressonância magnética.

Tal cirurgia, uma das técnicas de cura do sistema Karuna Reiki, constitui-se num poderoso auxiliar às aplicações de Reiki e ao tratamento médico convencional. Aliás, não o substitui; antes, o complementa ou, de acordo com o ponto de vista, por ele é complementado.

Alguns praticantes sentem-se mais à vontade para realizar a cirurgia energética quando associam a ela uma visualização para "anestesiar" o paciente. Siga sua intuição.

Sugiro pedir ao paciente para, durante o processo, respirar lenta e profundamente.

A cirurgia atua no nível sutil, para tratar o que, em muitos casos, já se manifestou no nível físico.

- Pergunte ao paciente se deseja ser curado, de modo a respeitar o livre-arbítrio. Não importa se ele estiver deitado, em pé ou sentado.
- Em seguida, identifique as razões da cirurgia, vale dizer, em que parte(s) do corpo ocorre o bloqueio. Geralmente corresponde aos pontos em que há dor ou tensão quando o paciente reflete a respeito.
- Solicite ao paciente para visualizar uma forma (e, se possível, uma cor) ao bloqueio de energia negativa acumulada que será removida (esfera, bolha, quadrado etc.).
- Desenhe o Dai Koo Myo em ambas as mãos e bata palmas três vezes, enquanto repete três vezes, mentalmente, o mantra correspondente. Repita o processo com o Cho-Ku-Rei. Então, para criar defesa e proteção energética, trace o Cho-Ku-Rei em frente ao seu corpo e novamente para cada um dos sete chacras, de baixo para cima, sempre repetindo mentalmente três vezes o mantra para cada traçado.
- A seguir, alongue o ectoplasma que envolve os dedos da seguinte maneira, a fim de acionar os "bisturis energéticos": segure os dedos com uma das mãos, enquanto os imagina formados de uma substância maleável, flexível. Os dedos devem ser esticados aproximadamente 25 a 30 centímetros, um de cada vez, enquanto você expira pela boca e faz um ruído audível. Então, mexa as mãos, de modo a sentir os dedos esticados e a força nele contidas.
- Mantenha-se confiante, com o pensamento elevado, ciente da força da energia Reiki, da energia de cura. Faça uma prece em voz alta ou em silêncio. Peça a Deus (Deusa, Universo, Grande Espírito etc.), aos Espíritos de Luz (ou anjos, arcanjos etc.), aos mestres de Reiki e a outros seres de amor e cura a luz para os propósitos dessa cirurgia, conforme o amor e a sabedoria divinos.

- Peça então ao paciente que mentalize o problema (na forma por ele escolhida) e o local a ser tratado. Trace o Cho-Ku-Rei sobre a área apontada e repita mentalmente o mantra três vezes.
- Em pé, utilizando os dedos energéticos alongados, agarre o bloqueio e o puxe para fora do corpo áurico do paciente e entregue esse bloqueio, parte a parte, ao Universo, ao Cosmo.
- Enquanto retirar a energia negativa, inspire vigorosamente, fazendo sons audíveis. Quando liberar a energia para o Cosmo, expire também vigorosamente e produzindo sons audíveis. A fim de evitar contaminações, imagine que inspira a energia negativa para os dedos, e não para seu corpo.
- Esse processo deve ser feito ao menos cinco vezes, com intervenções de um a três minutos, de modo a retirar o bloqueio por ângulos diferentes. Para tanto, utilize sua intuição.
- Pergunte ao paciente se é possível sentir alguma alteração. Caso ele ainda sinta o bloqueio, deve-se repetir o processo até o paciente sentir que a forma por ele dada ao bloqueio desapareceu completamente. Nesse instante, você, terapeuta reikiano, terá atingido os objetivos da cirurgia.
- Aplique Reiki no local onde havia o bloqueio, a fim de promover a "cauterização" da aura do paciente.
- Então, afaste-se e, com um gesto de corte (como os de caratê), rompa o liame áurico entre você e o paciente. Retraia os dedos energéticos alongados, um a um, fazendo sons (sopros) audíveis.
- Após a cirurgia energética, recomenda-se lavar as mãos.
- Repita as sessões enquanto o sintoma não houver totalmente desaparecido.

Assim como no caso das iniciações, quando o iniciante passa por um processo de expurgo, o paciente poderá ter reações como dores de cabeça, vômitos e diarreia. Deve-se recomendar a ele repouso, consumo de muita água e ingestão de frutas e verduras, além de atenção maior aos hábitos alimentares. Caso seja possível, aconselhe também o consumo de ervas laxativas ou outras, as quais facilitará o processo de limpeza interna.

Como em muitos casos os bloqueios são gerados por sentimentos ou emoções negativos, convém descobrir, com a colaboração do paciente, suas causas e tratá-las com os símbolos 4, 3, 2 e 1. Peça que o paciente visualize, durante a aplicação, as emoções causadoras do bloqueio. Além disso, sugira amorosamente ao paciente uma mudança de postura frente a essas emoções, inclusive com ajuda profissional, pois, além do próprio Reiki, ele poderá valer-se de tratamento psicológico e/ou de Florais, Hipnose, Homeopatia, Biodança, dentre tantas possibilidades de cura holística.

Ativação dos canais de força

Reikianos de nível III podem fazer um poderoso exercício de ativação dos canais de força, a fim de tornar o chacra coronário – responsável pela captação da Energia durante aplicações – ainda mais afinado para captação e expansão da Energia na frequência de multidão.

Como os praticantes de nível III possuem instrumentos específicos para enviar a Energia para multidões (cidades, países, planeta, encarcerados, participantes de eventos esportivos etc.), esse exercício não deverá ser praticado por aqueles que ainda não se iniciaram nesse nível.

- Junte os dedos anulares, médios e polegares de cada mão, enquanto os indicadores e mínimos permanecem esticados.
- Encoste a mão, de maneira que o dorso dos dedos médios e anulares permaneçam juntos, enquanto o mínimo e o indicador da mão direita fica sobre o mínimo e o indicador da esquerda.
- Direcione as mãos para o alto da cabeça, como uma antena, tocando a ponta do chacra coronário com as pontas dos dedos que se encontram unidos (médios, anulares e polegares).

- Visualize, nesta sequência, que funcionará como senha, os símbolos 4, 1, 3 e 2, os quais devem ser desenhados mentalmente no topo da cabeça e visualizados entrando no chacra coronário. Para cada traçado, repita mentalmente três vezes o mantra correspondente.
- Permaneça nessa posição por três minutos, a fim de ativar o chacra coronário para captar e expandir Energia na frequência de multidão.

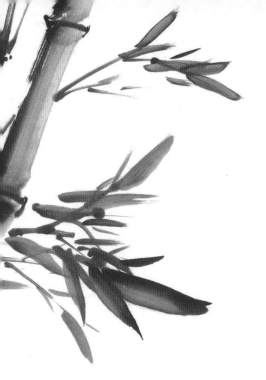

11

Os Símbolos do Reiki

Já na iniciação ao nível I os símbolos são impressos no iniciante, contudo, a cada nível são acionados para as aplicações.

Tenho tido experiências muito interessantes com iniciantes ao nível I que começam desde esse nível a trabalhar com o símbolo 1.

Pelo fato de neste livro ter sido tratado detalhadamente os símbolos, antes de abordar novos tópicos, farei uma síntese dos símbolos utilizados no popularmente chamado Reiki Sistemas Usui/Tibetano.

Reiki - A Energia do Amor

Nos	Nomes dos Símbolos	Níveis do Reiki	Características	Cores originais	Alguns exemplos de utilização
1	Cho-Ku-Rei	II	Efetua a ligação imediata com a Energia Cósmica, além de duplicar capacidade, força e/ou potência. Considerado o mais poderoso, é também o mais utilizado no cotidiano. Permite que a energia Reiki permaneça muito tempo com o paciente, além de purificar o ambiente onde se deu a aplicação. De origem celta (presente sobretudo entre os druidas), foi também encontrado em escritos essênios. Cho-Ku-Rei pode ser traduzido como "Energia Cósmica Universal aqui e agora" ou "A cósmica energia radiante acontecendo imediatamente". Trata-se de símbolo de proteção, limpeza, transmutação e ampliação. Atua diretamente sobretudo sobre o corpo físico.	Visualizado por Usui como violeta (transmutação e força divina).	Na limpeza energética de residências, de modo a limpar miasmas mentais e espirituais. Na limpeza de objetos, principalmente dos que apresentam cargas de pensamentos tóxicos, instalados consciente ou inconscientemente. Em remédios alopáticos, a fim de suavizar os efeitos tóxicos no organismo. Em remédios naturais, para potencializar a ação no organismo. Em situações de conflito, como brigas e acidentes, com o intuito de transmutar a energia e o reequilíbrio das pessoas/do ambiente acelerar. Na comida ou na água, a fim de, por exemplo, anular os resíduos de padrões mentais negativos de quem serviu a água ou preparou o alimento. Na aplicação usual, harmoniza o fluxo da energia dos nadis e dos outros canais de força (chacras, meridianos e outros), além de limpar miasmas mentais, proteger pessoas ou eventos agressivos e afastar espíritos desencarnados carregados de negatividade.

Nos	Nomes dos Símbolos	Níveis do Reiki	Características	Cores originais	Alguns exemplos de utilização
2	Sei-He-Ki	II	Lembra um dragão, o qual, em diversas mitologias, se constitui no arquétipo da proteção e da transformação pelo fogo. Responsável pelo alinhamento dos quatro chacras superiores, atua no corpo emocional e funde a energia divina à humana. Por esse motivo, talvez a melhor tradução de Sei-He-Ki seja "O grande 'Eu' educando o pequeno 'Eu'." O Sei-He-Ki age sobre o chacra cardíaco e o plexo solar pelo fato de receberem mais diretamente a energia do corpo emocional. Encontrado em diversas culturas, da chinesa à brasileira (carrancas nordestinas). Trata-se de símbolo responsável pelo equilíbrio de padrões de pensamentos e sentimentos. Atua diretamente sobretudo sobre o corpo emocional.	Visualizado por Usui como verde.	No tratamento de viciados, permite que se compreendam as causas dos vícios e oferece maior proteção e sensibilização emocional. Durante a meditação, auxilia o relaxamento e o ingresso em estados alterados de consciência. Em tratamentos de regressão psico-espiritual, permite alcançar momentos e situações específicos e vivenciar lembranças sem resíduos negativos. No equilíbrio da mediunidade e/ou de poderes psíquicos, a fim de, por exemplo, não se deixar afetar por ambientes e/ou indivíduos carregados de negatividade. Em situações de crise, mudança e/ou perda, quando, mais do que nunca, é necessário manter o centramento, o equilíbrio e a visão da totalidade. Em tratamentos do corpo físico nos quais as alterações, doenças e/ou sintomas sejam provocados por sentimentos, sensações ou emoções. Na superação de padrões mentais cristalizados e ultrapassados, de modo a facilitar a flexibilidade, a tolerância e a abertura para o novo. Na interação com padrões ancestrais, de modo a desligar-se do conceito de carma como algo negativo, fatal e punitivo e fortalecer a capacidade de se vivenciar o livre-arbítrio. Em tratamentos de doenças mentais, espirituais, pânico, obsessões e manifestações semelhantes, permite o contato com o "mundo real" (plano físico) em detrimento das projeções mentais, emocionais ou dos contatos indesejáveis com outras dimensões. No mergulho consciente na psique, a fim de compreender melhor sonhos, lembranças da infância e outros.

Os Símbolos do Reiki

Nºs	Nomes dos Símbolos	Níveis do Reiki	Características	Cores originais	Alguns exemplos de utilização
3	Hon-Sha-Ze-Sho-Nen	II	Semelhante ao nome sânscrito "Namastê", o Hon-Sha-Ze-Sho-Nen pode ser traduzido como "A Divindade que há em mim saúda a Divindade que existe em você.". Ou ainda, "A Casa da Luz Brilhante venha a mim neste momento." Atua diretamente, sobretudo, sobre o corpo mental, de modo a transcender as limitações de tempo e espaço. Por meio deste símbolo, a energia Reiki pode se enviada a qualquer pessoa, lugar, situação, evento etc., no presente, passado ou futuro, pois o símbolo promove a interação consciente de campos áuricos.	Visualizado por Usui como azul-escuro (índigo).	Na aplicação do Reiki a distância, em pessoas, ambientes, eventos etc., de modo a transcender qualquer referência de tempo e espaço. Indicado para reprogramar eventos passados (situações traumáticas, por exemplo), de modo a liberar o paciente de seus efeitos no presente, e programar eventos futuros.

Nºs	Nomes dos Símbolos	Níveis do Reiki	Características	Cores originais	Alguns exemplos de utilização
4	Dai-Koo-Myo	III	Pode ser traduzido como "Levando-nos de volta para Deus (Grande Ser do Universo), brilhe sobre mim e seja meu amigo.". Símbolo que potencializa os demais, acelerando seus efeitos, é empregado antes dos demais símbolos (3, 2 e 1), inclusive nas técnicas de aplicação a distância.	Alaranjado ou prateado.	Na potencialização de trabalhos de cura ou transformação. Antes dos demais símbolos, de maneira a amplificá-los. No tratamento de multidões.
5	Dai Ko Mio	III/ Mestrado	Símbolo do Mestre.	Alaranjado ou prateado.	Em iniciações, ou em aplicações como "sinônimo" do símbolo 4.
6	Raku	Mestrado		Vermelho.	Sobretudo em iniciações.

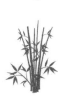

Os Símbolos do Reiki

Se no nível I, o tempo mínimo sugerido para autoaplicação e aplicação em terceiros é de cinco minutos em cada posição, a partir do nível II bastarão três ou dois minutos e meio, tamanha a carga energética dos símbolos.

Ao fazer as aplicações, conforme a intuição e as necessidades do paciente, você poderá escolher este ou aquele símbolo. Se preferir, use todos, sem problema algum. Para aplicações a distância, deve-se sempre usar o símbolo 3. A sequência mais comum, nesses casos, ou para curas presentes em que se trabalhe algo pertencente ao passado ou ao futuro, é a 3, 2, 1.

Muitas são as hipóteses para as origens dos símbolos. Enquanto alguns os consideram criados pelos homens, em determinado contexto, outros os veem como originários de outras dimensões, outros mundos. De qualquer modo, há consenso quanto ao fato de serem instrumentos canalizadores de energia.

Conforme Diane Stein, os símbolos do Reiki são formas japonesas decorrentes do sânscrito (sobretudo, acredito, os símbolos 3 e 4), com ao menos 2.500 anos. Os budistas Mahayana e Vajrayana, ainda segundo a autora, utilizam os símbolos Cho-Ku-Rei, Sei-He-Ki, Hon-Sha-Ze-Sho-Nen e Dai Ko Mio como indicadores dos cinco estágios do Caminho da Iluminação. Nesse contexto, em relação a seu valor espiritual, o uso dos símbolos para curar é considerado secundário.

Ainda segundo Diane Stein, o símbolo Dai Ko Mio foi canalizado. Outras fontes o apontam como Dumo, o símbolo do Mestre Tibetano. Da mesma maneira, conforme visto nos rituais conduzidos por Christopher Penczak, os símbolos Raku e Serpente de Fogo (Nin-Giz-Zida) podem apresentar usos diferentes.

Talvez por influência da Magia, para nós, do Hemisfério Sul, os símbolos geralmente são desenhados no sentido anti-horário para energizar e no sentido horário para dissolver (energias negativas, padrões endurecidos etc.)[5]. O contrário vale para o Hemisfério Norte. Todavia, esse

---

5. Observe-se que o sentidos horário e anti-horário são definidos, no caso dos símbolos 1 e 4 pelos sentidos das espirais.

procedimento não é obrigatório. Trace, portanto, os símbolos conforme sua intuição, da maneira mais fiel possível, amorosamente. Há quem prefira traçá-los duplicados, um de frente para o outro, nos sentidos anti-horário e horário, por exemplo.

No caso do símbolo 1, há versões simétricas e assimétricas para as espirais. Você poderá visualizar uma chuva de símbolos sobre o paciente, ou ainda uma gaze dourada com o símbolo 1 sendo colocada sobre um membro adoentado: use e abuse da criatividade, em nome do amor e da compaixão. O processo de cura pode ser uma saborosa brincadeira cósmica.

Toda vez que traçar um símbolo do Reiki, deve-se repetir três vezes seu nome/mantra. Isso pode ser feito mentalmente, ou em voz alta: depende das circunstâncias, do contexto, da conveniência etc. O mesmo vale para os traçados: ao perceber, num ônibus coletivo, que alguém precisa da energia Reiki, você não precisará traçá-lo com as mãos: bastará visualizá-lo sobre a pessoa, já que a energia pode ser aplicada com o pensamento, os olhos etc.

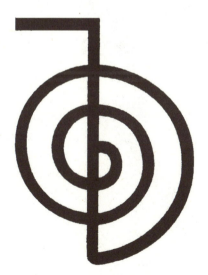
Cho-Ku-Rei no sentido anti-horário/simétrico.

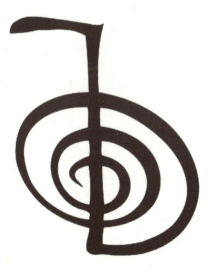
Cho-Ku-Rei no sentido anti-horário/assimétrico.

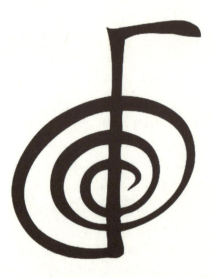

Cho-Ku-Rei no sentido horário/assimétrico.

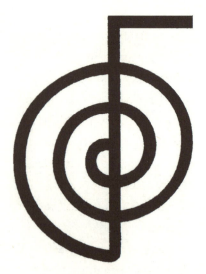

Cho-Ku-Rei no sentido horário/simétrico.

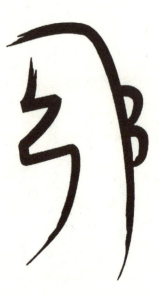

Sei He Ki

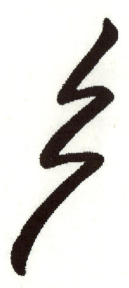

Raku

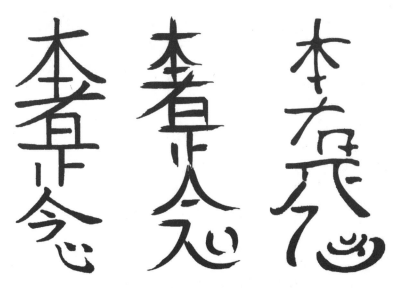

Três versões de Hon-Sha-Ze-Sho-Nen.

Quatro versões de Dai-Koo-Myo. Observe-se outra grafia na segunda versão, a fim de não haver confusão com o símbolo do Mestre Tibetano.

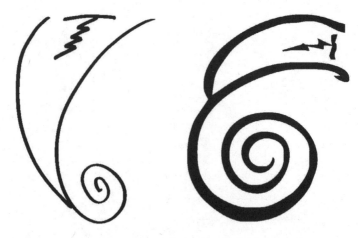

Duas versões de Dai Ko Mio.

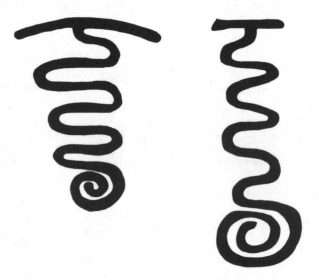

Serpente de Fogo (Nin-Giz-Zida).

Raku e Serpente de Fogo

Conhecido como Serpente de Fogo ou Serpente Tibetana, o símbolo Nin-Giz-Zida (pronunciado "nin-dgiz-di-da"), representa a Kundalini e é utilizado geralmente em processos iniciáticos, para limpar e abrir os canais (de cima para baixo) ou, em outros casos, para potencializar a energia (de baixo para cima).

Já o Raku, para muitos mestres é utilizado como símbolo da separação de sua aura da aura do iniciante durante as sintonizações, ou em sessões, para separar as pessoas de hábitos, ligações e relacionamentos doentios. Geralmente emprega-se o Raku ao final das iniciações ou sessões. Contudo, é também utilizado como "sinônimo" do símbolo Serpente de Fogo, sendo também sua origem relacionada ao Tibete.

Símbolos Karuna Reiki[6]
Nível I

Zonar – Utilizado para curas de natureza multidimensional, quando não se consegue explicar facilmente ou entender o desequilíbrio. Aplicado a questões de vidas passadas, e mesmo de vidas presentes, sobretudo em casos de violências, muitas vezes é associado ao Hon-Sha-Ze-Sho-Nen. Emprega-se também este símbolo na cura emocional, para que a liberação de energia (emocional) não sobrecarregue o receptor. Trabalha, ainda, a liberação do medo, da raiva, do ódio e de traumas em nível celular. Segundo os que trabalham com as chamadas energias arcangélicas, o arcanjo Gabriel

---

6. Utilizo-me da grafia *Karuna*, embora muitos reikianos desse sistema prefiram *Kahuna* (professor, mestre, conselheiro etc.), que evoca a tradição havaiana, em vez de *Karuna* ("compaixão", em sânscrito).

utiliza o símbolo para curas cármicas e para receber orientação para problemas[7]. Zonar também é utilizado no Reiki Tera Mai e no Reiki Shamballa.

Halu – Ampliação do Zonar, em virtude de suas formas, este símbolo é utilizado para purificar formas-pensamento indesejadas, padrões emocionais e programas subconscientes criados ou aceitos dos outros. Auxilia, ainda, a desvencilhar-se das ilusões. Assim como o Zonar – depois do qual geralmente é empregado – o Halu trabalha questões passadas de violência, sobretudo as de ordem sexual. Além disso, cura o lado sombrio, geralmente não aceito, renegado. Na técnica de operação mediúnica preconizada por Christopher Penczak – e mesmo em outras – utiliza-se o símbolo para separar as formas de energia localizadas na raiz da doença. Empregado também no Reiki Tera Mai, o Halu, em suas formas, à maneira do Zonar, apresenta as voltas do infinito (cura além do tempo e do espaço), mas também a ponta equilibrada, responsável pela canalização da energia de cura, de modo mais efetivo, para todos os níveis.

Harth – Amor, verdade, beleza, harmonia, equilíbrio: alguns dos atributos deste símbolo. Utilizado para curar o coração, em todos os níveis; para criar compaixão; para curar relacionamentos deletérios; para, ainda, interromper inclinações a vícios e a fugas. Promove o amor para os que não o sentem no mundo, ou ainda, têm a sensação de o mundo pesar-lhes nas costas. Harth abre as portas para a criatividade aliada a sentimentos profundos e para os guias espirituais amorosos. Símbolo também utilizado no Reiki Tera Mai.

Rama – "Ma" significa "Mãe", enquanto "Ra", "Pai". As cinco voltas representam os cinco elementos (terra, fogo, ar, água e éter). Já as duas linhas

---

7. Não se discute aqui se se trata realmente de um arcanjo, figura mítica e arquetípica, ou de um espírito de luz que tenha assumido tal identidade, como é muito comum por parte da Espiritualidade.

evocam as energias masculina e feminina. Rama representa o estar presente no mundo. Por essa razão, utiliza-se o símbolo quando o receptor sente o mundo ou o corpo como espaços dolorosos ou traumáticos, uma vez que abre o sistema de energia, levando a energia indesejável pelos chacras dos pés para a terra, a fim de transformá-las. O símbolo é também utilizado para energizar listas de objetos e desejos, por exemplo. Kathleen Milner chama o símbolo de Mara. William Rand, por sua vez, o chama de Rama. Já Christopher Penczak o utiliza como Mara quando usa a espiral no sentido horário, e Rama, quando desenha a espiral no sentido anti-horário. Assim como no caso de outros símbolos, a intenção positiva prevalece independentemente do sentido do desenho ou do hemisfério do planeta em que se viva.

Nível II

Gnosa – Pronuncia-se como "Nó-Sa". Símbolo utilizado para a conexão com a divindade superior de cada um, bem como para lidar com novas informações, conceitos, filosofias e símbolos. Melhora a comunicação – interna e externa – com os outros (escrita, fala, arte etc.). Símbolo para artistas, músicos, escritores. Cura o sistema nervoso (grande comunicador interno). Eu o utilizo constantemente.

Kriya – Espécie de Cho-Ku-Rei duplo, é utilizado como símbolo de poder, para fixar o sentido do sagrado no corpo e no mundo físico, ancorar o indivíduo às situações terrenas. Auxilia na concentração da sabedoria prática. Pelo seu formato de portal, é também empregado para proteger e selar um espaço antes de sessões de cura e iniciações, por exemplo. Christopher Penczak relata comumente chamar o símbolo de Cho-Ku-Rei e não de Kriya[8], sendo ambas as denominações possíveis e eficientes.

---

8. Em Kundalini Yoga, Kriya representa um conjunto de práticas feitas durante 40 dias. Na Magia, Kriya é utilizado, segundo Christopher Penczak, para demonstrar resultados tangíveis.

Iava – Pronuncia-se como "I-A-Vah". Símbolo de cura da Terra e de ligação com a mesma, com espíritos naturais e protetores (devas) de um determinado ambiente. As três espirais da frente evocam a energia da deusa tríplice (virgem, mãe e senhora), enquanto as quatro voltas da parte de trás representam os quatro elementos (terra, fogo, ar e água). Utilizado para a cura da terra e de ambientes, durante algum tempo algumas tradições sustentaram que o símbolo seria prejudicial na cura de pessoas. Em seu trabalho, Christopher Penczak demonstra o contrário: o uso de Iava cura relacionamentos, auxilia a reivindicar a independência e o poder pessoal em relacionamentos de interdependência e mesmo doentios. Atribuído a Catherine Mill Bellamont, da Irlanda.

Shanti – O nome do símbolo provém de um canto para a paz. Portanto, entoar seu nome, bem como desenhá-lo ou visualizá-lo traz paz, cura distúrbios, inquietações, uma vez que evoca a paz interior. Cura, ainda, medo, insônia, fadiga crônica. Abre de maneira delicada os chacras, promove uma clara visão mediúnica, além de curar traumas passados. Auxilia, também, a abandonar o que não se pode controlar, de modo a se viver em paz o presente. Atribuído a Pat Courtney, de Milwaukke, WI, nos Estados Unidos.

Nível III

Utilizam-se os símbolos **Dai-Koo-Myo**, **Dai Ko Mio** (Mestre Tibetano), **Serpente de Fogo** e o **OM**.

OM – Não se trata de símbolo canalizado por alguma tradição de Reiki, contudo o conhecido símbolo sânscrito (som da criação) representa toda a criação em sua unicidade. Os pontos separados traduzem a essência verdadeira de cada um, separada de sua criação. Símbolo mestre do Karuna Reiki, ele é utilizado nas sessões de cura para dar o sentido de unidade, abrir o chacra coronário (casos de bloqueio) e limpar a aura.

Traçados

Os símbolos podem ser visualizados inteiros ou traçados. Existem passos específicos para se traçarem os símbolos, entretanto, caso alguém tenha dificuldades e inverta alguma posição durante as aplicações, sinta-se tranquilo, pois os mestres espirituais sempre assessoram, corrigem e amparam amorosamente.

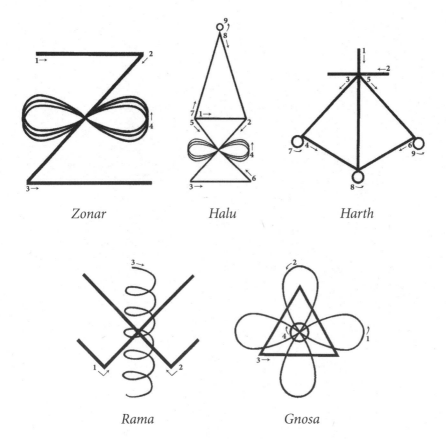

Zonar   Halu   Harth

Rama   Gnosa

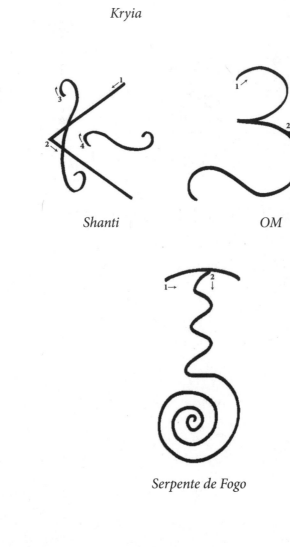
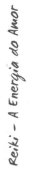

Kryia   *Iava*

Shanti   *OM*

Serpente de Fogo

Símbolos da Escola Free Reiki

A Escola Free Reiki foi organizada na Itália pelo mestre em Reiki e psicólogo Dario Canil, em 1997, com o intuito de ensinar o Reiki vivenciado por Mikao Usui.

O mestre em Reiki formado por essa escola, após o nível III-A é iniciado outras três vezes no Dai-Koo-Myo e também em outros três símbolos potentes canalizados por Canil, os quais potencializam a estrutura energética do mestre e estimulam a consciência sutil.

Sonten – Representa Deus, a Unidade, por meio do triângulo que se manifesta nas três qualidades fundamentais: Amor, Inteligência e Energia (ou Amor, Luz e Força), simbolizados pelos três círculos através do coração aberto. Oferece estruturação e proteção, podendo ser utilizado para remédios, situações de confusão, instabilidade emocional ou influências energéticas negativas, uma vez que favorece o equilíbrio e a integridade.

Mana – Favorece a reconciliação de forças opostas em si mesmo, a integração entre aspectos diferentes do eu, a percepção da unidade em lugar da caótica horda de identificações características da falsa personalidade. Trabalha, portanto, o dualismo, as oposições, as separações, promovendo o "re-ligare".

Dai Shin (Rei) – A Grande Abertura, o Início Pulsante e vibrante de tudo, o Grande Coração Cósmico, a Energia que tudo conecta. Utilizado em meditações para penetrar o coração de tudo, para abrir-se para a compreensão e evocar a Unidade. Auxilia no desbloqueio de tudo o que está congestionado e endurecido, imóvel, no contato consciente e sábio com as várias partes do eu, na abertura para a vida, no estímulo à coragem e à expressão plena.

Kahuna – Símbolo de proteção que se recebe nos Seminários de Proteção e Defesa da Escola Free Reiki. Seu traçado inicia-se no esterno até abranger o reikiano, como uma espécie de portal a protegê-lo de perigos externos e a alimentá-lo de luz dourada. Quando visualizado, por exemplo, parte do coração e pode expandir-se até o infinito. Ao utilizá-lo, basta manter a visualização. Em sincronia com o coração do aplicador, o símbolo continua a gerar-se, a renovar-se. Trabalha tanto a prevenção como a proteção do aplicador quanto desequilíbrios e energias deletérias do ambiente, de pessoas etc.

Traçados

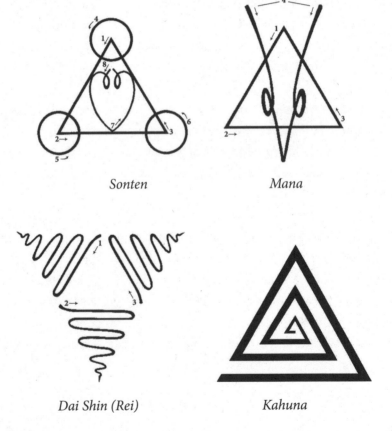

Sonten

Mana

Dai Shin (Rei)

Kahuna

Símbolos Reiki Tanaki

Nível I	Nível II
Reiki Masters Staff (Cajado dos Mestres de Reiki)	Reiki Masters Staff (Cajado dos Mestres de Reiki)
Power Symbol (Símbolo do Poder)	Power Symbol (Símbolo do Poder)
Grounded Energy (Energia Aterrada)	Balance of Positive & Negative (Equilíbrio entre o Positivo e o Negativo)
Kundalini (Kundalini)	Absent Healing (Cura a distância)
Complete Healing (Cura Completa)	Awakening (O Despertar)
Removing Blockages (Removendo Bloqueios)	Challenge to Teach (Desafio para o Ensino)
High Frequency Energy (Energia de Alta Frequência)	
Fulfilment and Inner Peace (Contentamento e Paz Interior)	
The God within (O Deus Interno)	
Universal Energy (Energia Universal)	

Símbolos dos Níveis I e II

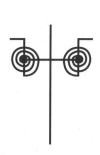
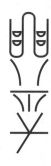
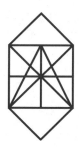
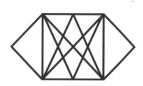
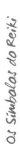

Reiki Masters Staff   *Power Symbol*   *Universal Energy*   *High Frequency Energy*

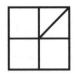

Grounded Energy   *Removing Blockages*   *Complete Healing*   *The God within*

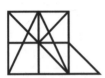 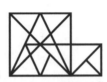 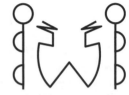

Fulfilment and Inner Peace   *Kundalini*   *Balance of Positive & Negative*

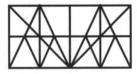

Absent Healing   *Awakening*   *Challenge to Teach*

O Símbolo Antahkarana

O símbolo Antahkarana representa a ponte entre a mente superior e a mente inferior, isto é, entre o cérebro físico e o Eu Superior. Seu significado, em sânscrito, é "Antar" (meio ou interior) e "Karuna" (causa ou instrumento). Trata-se de um antigo símbolo de meditação e de cura, utilizado na China e no Tibete por milhares de anos.

Símbolo especial que possui consciência própria, basta colocar-se em sua presença para que ele crie um efeito positivo na aura e nos chacras. Assim como os símbolos do Reiki e de outras técnicas de cura, jamais poderá ser utilizado para o mal, pois é dirigido pelo Eu Superior.

Composto de três setes numa mesma superfície plana é multidimensional. Os três setes representam os sete chacras, as sete cores do arco-íris e as sete notas musicais.

Há diversas maneiras de se utilizar Antahkarana, sendo as mais comuns, desenhá-lo ou afixá-lo sob a mesa de massagem, ou em uma cadeira; ou, ainda, reproduzi-lo numa parede ou sobre curativos, bandagens etc.

O símbolo intensifica, ainda, todos os trabalhos de cura, como Reiki, Johrei, Mahikari, Jin Shin, Quiropraxia, Hipnoseterapia, Terapia das Vidas Passadas etc. Símbolo bastante utilizado também para a liberação de energias negativas de pessoas e objetos, assim como para a purificação de cristais.

Antahkarana Múltiplo em forma de cruz

Símbolo para purificação de energia, favorece a abertura do coração. Composta de duas linhas com sete símbolos que se cruzam e representam os sete chacras, tal estrutura é conhecida como Cruz Cósmica.

Antahkarana Múltiplo constituído de 16 elementos

Esta estrutura de 16 símbolos num quadrado é indicada para desbloquear e descongestionar a energia. A fim de não haver dispersão da própria energia[9], em virtude da potência do símbolo, sugere-se utilizá-lo em conjunto com o Antahkarana "individual", pois isso favorecerá o centramento e o enraizamento.

---

9. Vale lembrar: este não é um símbolo Reiki, sistema que trabalha a Energia Cósmica de maneira unidirecional.

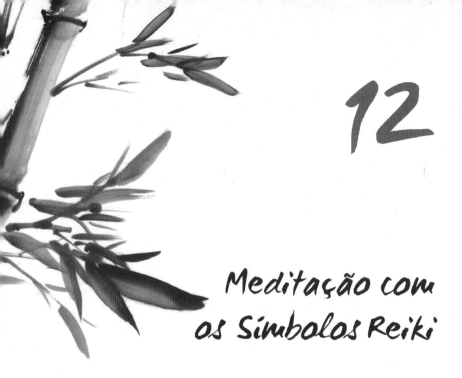

12

Meditação com os Símbolos Reiki

A meditação com os símbolos Reiki mescla os benefícios da meditação usual com o poder de transformação e cura dos símbolos. Promove o profundo relaxamento neurológico, expande a consciência e desenvolve e aprimora a capacidade de projeção da mente e a clarividência.

Caso seja reikiano de nível II, utilize apenas os símbolos concernentes a esse nível. Já o reikiano de nível I que tenha recebido o Cho-Ku-Rei para aplicações poderá valer-se desse símbolo.

- Sentado, ou deitado confortavelmente, com os olhos fechados, deixe as mãos e as pernas estendidas, relaxadas, sem, contudo, cruzá-las.
- Visualize o símbolo 4, na cor branca, em sua frente, repetindo mentalmente e devagar o mantra por três vezes. Sinta o símbolo entrar pelo chacra coronário como uma bola luminosa (à semelhança de uma bola de bilhar) e descer pela coluna até o chacra básico.

- Visualize os chacras se iluminando mais e mais à medida que o símbolo 4 desce pela coluna. Perceba, ainda, a expansão da energia.
- Repita o processo para os outros símbolos: o 3, na cor azul; o 2, na cor verde; o 1, na cor violeta.

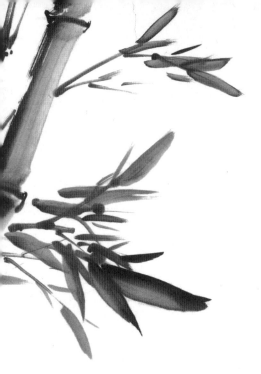

13

Os Cinco Princípios do Reiki

Os chamados Cinco Princípios do Reiki são alguns conselhos recolhidos pelo doutor Usui a partir de alguns princípios cultivados em poemas do Imperador Meiji (1852-1912), de quem era admirador.

Ao longo dos anos, houve uma série de traduções e adaptações, a fim de facilitar ainda mais a compreensão desses conselhos, tão simples e profundos. Ecumênicos e universais, os princípios não se contrapõem a qualquer sistema religioso ou filosófico.

A seguir, apresento a tradução que ressalta o "hoje". Em primeiro lugar, porque é mais fácil fazer um planejamento de reforma interior diário do que anual. Em segundo lugar, porque essa prática tem dado bons resultados em grupos de autoajuda como os Alcoólicos Anônimos (A.A.). Alguns tradutores optaram pela fórmula "somente hoje", porém isso pode soar um tanto restritivo.

Viva amorosamente esses princípios. Você será o primeiro a sentir-se grato por isso!

> ## O Bambu como símbolo do Reiki
>
> Símbolo do Reiki, o bambu representa a flexibilidade. Sua lição maior é dobrar-se para não quebrar. Flexível, é bastante resistente e cresce em direção ao céu. Para os budistas, o espaço vazio entre seus nós representa a vacuidade do coração.

1 – Hoje não me irritarei

Sentir raiva é natural. Negar esse sentimento, portanto, é antinatural. A maioria das pessoas tem vergonha por sentir raiva, inveja, ciúmes etc. Por isso, passa boa parte da vida na tentativa de esconder tais sensações/instintos, a fim de apresentar a si e aos outros apenas o lado luz.

A melhor maneira de se trabalhar o lado sombra consiste, antes de tudo, em reconhecê-lo: "Sinto raiva. O que fazer com isso? Fingir que não acontece comigo? Agredir quem/o que me provoca raiva? Ou...?".

Existe uma terceira opção, a do equilíbrio. Cada um tem o direito de expressar a sua raiva. Engolir esse sentimento pode acarretar doenças, frustrações, impedir o crescimento pessoal (ferir a si mesmo), bem como posteriores explosões de humor, cobranças, vingança etc. (ferir a si mesmo e aos outros). Por outro lado, agir raivosamente também significa agredir a si mesmo e aos demais. O ponto de equilíbrio, portanto, consiste na maneira de se expressar a raiva.

O primeiro passo, conforme visto, é ter consciência desse sentimento. A partir disso, torna-se imprescindível saber elaborar a expressão de tal sentimento. Vale a pena refletir sobre quais são as motivações da sua raiva. Em seguida, preparar-se para traduzir esse sentimento. Isso pode acontecer em segundos/minutos ou em semanas. Depende das circunstâncias, do nível de consciência e da experiência de cada um.

Em outras palavras, se tenho/sinto raiva de alguém, devo primeiro entender as razões dessa raiva, preparar-me para traduzi-la para o outro sem descaracterizá-la e só então encetar o diálogo, atento aos argumentos, ao tom de voz etc.

No caso de sentir raiva de si mesmo, usa-se o mesmo procedimento: identificação da raiz do problema, elaboração do diálogo, o qual deve ser compassivo e sincero. Nesse exercício, muitas vezes percebe-se que, por mais que alguém seja intolerante com os outros, no fundo, age de maneira rígida e muito exigente consigo mesmo.

Se a raiva é inerente ao ser humano (assim como a inveja, o ciúme etc.), negá-la torna-se uma tarefa inútil. Em vez disso, transmutar, alquimizar o sentimento/instinto certamente auxiliará a cada um a ser mais amoroso consigo mesmo e com os outros.

> Segundo uma narrativa zen, um discípulo procurou o mestre e disse que tinha muita raiva. "Não sei o que fazer com minha raiva!", disse o discípulo. O mestre respondeu: "Sua raiva? Onde ela está? Traga-a até aqui?". "Não é possível, mestre! Como vou lhe entregar a minha raiva?". "Então, a raiva não lhe pertence...", concluiu o mestre.

2 - Hoje não me preocuparei

Preocupar-se exige muita energia. De modo geral, as pessoas precisam preocupar-se, demonstrar preocupação, a fim de atraírem simpatia, compaixão, respeito. No entanto, embora muitas vezes ajam bastante (quantidade), as ações são vãs, vazias (qualidade). Em vez de preocupar-se, portanto, ocupar-se configura-se como uma atitude centrada, equilibrada.

O oposto de preocupação não precisa necessariamente traduzir-se em indiferença. Ao contrário, mente e mãos despreocupadas podem realmente estar ocupadas, de modo a realizar algo positivo para si e para a comunidade.

Em diversas situações, a (suposta) preocupação apresenta um toque de vaidade ("Se virem o quanto me preocupo, perceberão o quanto sou generoso.") Dessa postura resultam desgastes desnecessários para o *preocupado* (sobrecarga, insatisfação, frustração, estafa etc.) e paralisia para o *objeto da preocupação* (comodismo, preguiça, acomodação etc.).

A verdadeira ocupação, portanto, possui razões muito mais nobres e prazerosas do que o desejo de aprovação por parte de espectadores/companheiros de jornada.

Preocupar-se traduz, ainda, insegurança, falta de fé em si mesmo e na vida. Evidentemente, trata-se de uma sensação instintiva, comum, não condenável, porém que pode e deve ser administrada.

Quando se tem um problema, respirar fundo, observá-lo com atenção, procurar soluções e partir para a ação aumentam as possibilidades de resolvê-lo com sabedoria. Por outro lado, quando algo foge ao controle, vale meditar sobre a própria responsabilidade, a do outro e da comunidade e envolver-se na busca de soluções, mais do que nunca, sem apego aos resultados.

Há um texto que circula pela Internet intitulado "Diferença entre 'Foco no problema' e 'Foco na solução'" que ilustra bem a diferença entre fixar-se numa situação difícil (problema) ou nas possibilidades de aprendizado e de alternativas (solução):

Diferença entre "Foco no Problema" e "Foco na Solução"

Quando a Nasa iniciou o lançamento de naves tripuladas, descobriu que as canetas não funcionariam com gravidade zero.

Para resolver esse enorme problema, contrataram a Andersen Consulting (hoje Accenture).

Foram gastos uma década e 12 milhões de dólares.

Finalmente, conseguiram desenvolver uma caneta que escrevesse com gravidade zero, de ponta cabeça, debaixo d'água, em praticamente qualquer superfície, incluindo cristal e em variações de temperatura, desde alguma coisa abaixo de zero até mais de 300 graus Celsius.

Os russos usaram lápis.

3 – Hoje serei grato a tudo e a todos

Agradecer é uma arte. Dentre tantos significados, traduz a leveza com que se encara a vida, mesmo nos momentos mais difíceis. O sentimento de gratidão e os gestos que o concretizam, quando sinceros, não decorrem de convenções ou da obrigação de agradecer e/ou retribuir, mas são espontâneos, brotam realmente do coração.

Gratidão alia-se a contentamento. Como vivemos num plano imperfeito, é natural termos insatisfações, dificuldades, decepções etc. Todavia, o coração agradecido, ainda que no turbilhão de sentimentos e experiências difíceis, não deixa embotar o reconhecimento ao Universo, à vida, a si mesmo e aos outros pelos dons, pelos presentes recebidos, pelas vitórias alcançadas.

Não apenas por meio de palavras ou de retribuição de presentes manifesta-se a gratidão. Uma alimentação saudável e consciente, por exemplo, constitui-se num ótimo exercício de gratidão para o corpo que aloja o ser nesta encarnação. Isso vale para uma boa noite de sono. A propósito, quantas vezes você já agradeceu a si mesmo por algo?

Para o coração realmente agradecido, sem melindres, dar e receber são duas ações complementares. A mão direita, conforme o Mestre Jesus, não precisa alardear para a esquerda aquilo que ofereceu a alguém.

No fluxo da convivência, é necessário também saber receber, aceitar, acolher (ajuda, bens materiais, gratificações por serviços executados etc.) conscientemente, de modo a criar vínculos, os quais não devem se confundir com laços e obrigações de conveniência e cobranças.

Segundo um provérbio popular, "Uma mão lava a outra.". Costumo acrescentar: "E as duas juntas se enxugam.". Dar e receber sejam, portanto, gestos conscientes, sinceros e nobres. Mesmo na conjuntura socioeconômica, na qual o chamado marketing social serve não apenas para auxiliar os outros, mas também para franquear uma imagem positiva para as empresas, não se deve perder o foco de cada gesto.

Agradeça mesmo as experiências amargas. Isso não é masoquismo, mas o reconhecimento de ter encontrado por detrás da máscara da dor a lição que o auxiliará a seguir com mais leveza rumo a outros horizontes, a outras paisagens.

Reza a tradição que Francisco de Assis, o qual, a seu modo, revolucionou as relações humanas em seu tempo e revitalizou o amor (Não à toa, tantos séculos depois, foi escolhido o Homem do Milênio por uma publicação norte-americana.), foi um dia à casa de um rico senhor a fim de pedir-lhe ajuda para os pobres assistidos pelos frades. O homem, que o havia recebido pessoalmente à porta de casa, deu-lhe um sonoro tapa, o qual derrubou o *Poverello* de Assis.

Francisco levantou-se, limpou-se, sorriu e disse ao homem:

– Você já deu a minha parte! Agora poderia ajudar aos pobres? Nesse momento, o homem se iluminou.

4 – Hoje serei gentil com todas as criaturas

Pequenos gestos fazem a diferença. Numa sociedade na qual cada vez mais os indivíduos, de modo geral, vivem num ritmo alucinado, a delicadeza se torna moeda rara. E, certamente, faz toda a diferença. Palavras mágicas como "grato/a", "com licença", "por favor" não se constituem apenas em mera formalidade: antes, são chaves que abrem as portas de relacionamentos mais saudáveis, altruístas, diferenciados.

Respeitar a integridade de cada ser e do ambiente é uma tomada de posição ecológica, a qual favorece a interação entre o homem, o meio e os demais seres. A natureza, os vegetais, os animais merecem respeito e cuidado tanto quanto outro ser humano.

A consciência do valor do outro serve também para evidenciar o meu valor. Gostaria que meu parceiro andasse em minha frente e me deixasse a falar sozinho? Seria agradável não ter um "bom-dia" respondido? Gostaria que meus telefonemas e e-mails não tivessem retorno? Ou que as pessoas amadas não viessem a meus aniversários por falta de tempo ou dinheiro, mas comparecessem em peso ao meu velório? Questionamentos como esses demonstram como a gentileza é uma questão de opção, de escolha consciente, e não apenas de educação e/ou convenção social movida pela conveniência e pela falta de espontaneidade.

A gentileza tem endereço certo: começa em casa. Em um de seus vários livros, Richard Simonetti sugere que cada pessoa trate seus familiares como trataria uma visita. Em muitas famílias, infelizmente, o excesso de intimidade leva à indiferença, ao descaso, à agressividade: trata-se bem aos outros, mas não aos que dividem a mesma casa. Se uma visita quebra um copo, geralmente o dono da casa sorri e diz algo como "Imagine, tudo bem!". Contudo, caso se trate do(a) companheiro(a), do(a) filho(a) etc., em muitos casos, a resposta segue mais ou menos assim: "Que absurdo! Tem a mão mole! Não sabe quanto custa um copo? Esse aí foi presente de Fulano...".

A vivência da gentileza deveria ser algo natural, uma vez que o homem é um ser gregário e, nas relações interpessoais e com o Cosmo, gentileza tende a atrair gentileza. Entretanto, para muitos, trata-se de algo piegas, certamente porque não tiveram a oportunidade de receber gentileza, afeto, carinho de maneira equilibrada. Ou lhes faltou tudo isso, ou conviveram com atitudes supostamente gentis por trás das quais havia interesses de manipulação. Então, passaram a desconfiar da gentileza, para a qual devem despertar, a fim de promover a cura de feridas que ainda machucam.

Por outro lado, como o ser humano possui o lado sombra, ser gentil não significa ser ingênuo. O trânsito brasileiro, por exemplo, independentemente das inúmeras leis, é predominantemente caótico (nos centros urbanos, nas estradas etc.). Nesse contexto, não adianta esperar gentileza entre motoristas e pedestres suficiente para se abolirem semáforos, faixas de segurança e outros itens de engenharia de tráfego. Ao contrário: a gentileza e a compaixão podem muito bem nortear as regras de convivência social, de modo a prevalecer a ética do coração, e não conveniências, interesses particulares, moralismo etc.

(Re)descobrir a arte de ser gentil torna a vida mais suave.

> Numa das Olimpíadas Especiais, diversos participantes portadores de necessidades especiais se preparavam para a largada da corrida de 100 metros rasos. Dado o sinal, todos partiram, menos um garoto, o qual tropeçou, caiu e começou a chorar. Os demais participantes da corrida ouviram o choro, olharam para trás e voltaram. Uma menina, com síndrome de Down, abaixou-se, beijou o garoto e lhe disse: "Vai sarar.".
>
> Então, todos os competidores, de braços dados, caminharam juntos até a linha de chegada.
>
> O estádio todo, em pé, aplaudiu os atletas.

5 - Hoje serei aplicado em meu trabalho

"Trabalho" não significa aqui necessariamente "emprego". Dedicar-se a algo ou a alguém (inclusive a si mesmo) com atenção, empenho, fruição, corresponde a meditar. Qualquer atividade pode, portanto, ser um convite à meditação.

Emprego/Atividade profissional (concretização/subsistência) – escolher conscientemente a profissão; ter a liberdade de reformular os planos e mudar o percurso quando necessário; de maneira equilibrada e orgânica, investir num trabalho/na carreira; crescer profissionalmente; fazer a diferença por meio de um desempenho criativo, único; trabalhar em grupo e de modo cooperativo; buscar melhores condições de trabalho e de ganhos; conquistar respeito profissional etc.

Amor oferecido a si mesmo e aos outros (concretização/interação) – Levar os filhos à escola; amarrar os sapatos do irmão mais novo; cuidar de um doente; pintar; escrever; dançar; fazer atividades físicas; atuar; fazer trabalhos voluntários; organizar uma festa; auxiliar alguém numa tarefa; ouvir alguém; aconselhar; fazer tarefas domésticas etc.

Autoconhecimento (encontro consigo e com o outro) – todos os itens anteriores mais: fazer terapia; estudar espiritualidade; buscar aconselhamento; abrir-se à intuição, à sensibilidade, aos dons naturais; vivenciar a espiritualidade; cultivar ritos, símbolos, significados; reconhecer a luz, a sombra e as implicações dessa disparidade; aceitar-se; trabalhar-se etc.

Nas formulações/mentalizações cotidianas dos Cinco Princípios procuro sempre acrescentar ao "Hoje serei aplicado em meu trabalho..." o "sobretudo no de autoconhecimento.". No fundo, todas as atividades, mesmo aquelas eminentemente voltadas para os outros, revelam traços da personalidade, da intimidade, do interior daquele que as realiza. Quando, por exemplo, faço uma leitura de Tarô para alguém, alguns aspectos são evidentemente recadinhos para mim mesmo. Nesse momento, minha mente parece dividir-se em duas: numa metade, percebo o que é importante para o consulente; noutra, como aquilo reverbera para mim.

Independentemente de qual atividade alguém realize (inclusive as ociosas, como dormir, tomar sol, conversar horas a fio), importa estar plenamente conectado com o que se faz. As mãos e os olhos do jardineiro tornam as plantas mais saudáveis e vistosas. No fundo, tanto suas mãos quanto seu olhar nada mais fazem do que transpirar amor. Daí a beleza de um jardim cuidado como uma ação meditativa.

> Uma noite, um homem caiu num buraco, numa estrada aparentemente deserta, e pediu por socorro a noite toda. Pela manhã, passou um jovem político dito de direita, ouviu os gritos e disse: "Esses bêbados... Você caiu, você se levante. Não vou ajudar.". Pouco tempo depois, passou um político dito de esquerda, ouviu os gritos e disse: "Calma, companheiro! Este buraco é uma questão de conjuntura. Temos de nos unir para atacar a raiz do problema: tapar os buracos. Aguente firme que encaminharei um documento aos órgãos competentes.". O homem pensou: "Estou perdido.".
>
> Então, por volta do meio-dia, passou por ali um hindu, o qual ouviu os gritos e respondeu ao homem: "Meu amigo, se você caiu aí foi em virtude de seus carmas negativos. Então, vivencie a experiência...". Pelas três da tarde, passou um cristão (não se sabe bem de que denominação ou comunidade), ouviu os gritos, pegou cipós, fez uma corda, sujou-se todo de terra e conseguiu retirar o homem do buraco, o qual, agradecido, lhe perguntou: "Como posso agradecer?".
>
> O cristão respondeu: "Meu amigo, se você puder cair neste buraco ao menos uma vez por semana, poderei praticar a caridade e ganhar pontos junto a Deus. Faça a gentileza: ao menos uma vez por semana, está bem?".

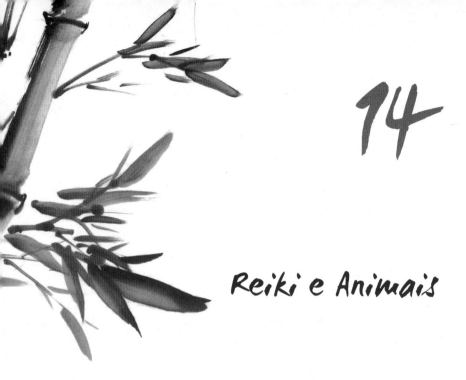

14

Reiki e Animais

Evidentemente, qualquer reikiano pode fazer aplicações em animais, contudo é muito interessante observar o trabalho de veterinários reikianos, os quais, tanto no nível clínico quanto das pesquisas, colecionam resultados extremamente positivos sobre os efeitos do Reiki.

A seguir, há uma síntese de algumas experiências vivenciadas por Mariana Della Serra Amaral, mestra em Reiki e veterinária.

Peixe Oscar, 3 anos – Com a mudança brusca de temperatura da água, o peixe começou a nadar sem coordenação e a se esconder sob as pedras do aquário, recusando-se a comer. Ao se aplicar Reiki no aquário, por 30 minutos, o peixe saiu do esconderijo, ficou com a lateral encostada no vidro durante 15 minutos. Depois disso, recuperou a saúde.

Cadela Bambina, vira-lata, 14 anos – Com o diagnóstico de tumor na mama, foi encaminhada para cirurgia em dezembro de 2006. Durante a cirurgia, preces foram feitas e Reiki foi enviado aos cirurgiões. Então, a aplicadora sentiu-se mais leve e teve a intuição de que a cadela havia desencarnado. A cirurgia demorou ainda duas horas. Quando se acreditava que Bambina estava salva, a cadela teve uma parada cardíaca, e declarou-se o óbito. A aplicadora saiu com o corpo de Bambina no colo, sorridente e agradecida a todos, consciente do processo pelo qual passara Bambina.

Dois filhotes de gato, 2 meses – Com rinotraqueite, corrimentos nasal e ocular, insuficiência respiratória e inapetência, dormiam o dia todo numa gaiola, um sobre o outro. Quando se iniciaram as aplicações de Reiki, à porta da gaiola, um gatinho se levantou, mesmo sem enxergar, pois os olhos estavam fechados em virtude da secreção, e colocou a cabecinha na mão da aplicadora, ficando assim durante cinco minutos. Em seguida, o outro gatinho aproximou-se e ficou por ali também durante cinco minutos. Após esse tempo, beberam água, comeram ração e começaram a melhorar. Tiveram alta em dois dias, nos quais continuaram as aplicações, e apresentaram melhoras notáveis no apetite e no ânimo.

Cão pinscher, 4 anos – Com fratura exposta de tíbia, o animalzinho chegou ao hospital veterinário com gritos de dor e a pata dependurada. Com as mãos, a veterinária reikiana endireitou o osso e aplicou Reiki. Após 10 minutos, o cão parou de chorar/gritar e dormiu. Encaminhado para cirurgia de redução da fratura, recuperou-se bem.

Algumas dicas

- Os animais são sensíveis e receptivos à aplicação de Reiki, contudo precisarão de menos aplicação para melhorarem, a qual, será ainda mais eficaz se acompanhada do toque e de carinho.
- Os cães não gostam de serem tocados na região dos olhos e diretamente sobre os machucados.
- Os animais de grande porte podem se assustar com a Energia durante as aplicações. Sugere-se, portanto, começar as aplicações a determinada distância, aproximando-se mais e mais. A aproximação paulatina pode ser feita numa sessão ou em várias.

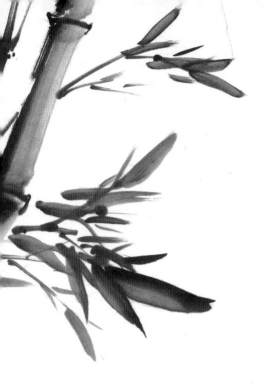

15

Sistemas de Reiki

Muitos são os sistemas Reiki. A seguir, há uma síntese de alguns dos sistemas mais conhecidos e de outros ainda pouco vivenciados no Brasil. Nem todos são considerados genuinamente sistemas Reiki, todavia o respeito à diversidade e o diálogo fraterno facilitarão a compreensão de métodos e de atividades diante do bem maior e do objetivo comum: o equilíbrio e/ou a cura.

Usui Shiki Ryoho

Forma mais conhecida de Reiki no Ocidente, compreende a tradição de Usui, Hayashi e Takata.

Usui Reiki Ryoho

Sistema de Reiki praticado no Japão, com ênfase em técnicas particulares de meditação e em rituais de energização, e não em símbolos e nos processos de sintonização em Reiki mais conhecidos.

Reiki Usui Tibetano

Sistema que utiliza outros símbolos além daqueles ensinados no Reiki Usui Tradicional (Usui Shiki Ryoho), atribuindo a origem do Reiki ao Tibete. Incorpora, portanto, símbolos considerados tibetanos. Atribui-se ao norte-americano Arthur Robertson (aluno de uma das alunas de Takata) o primeiro a fazer tais acréscimos ao material de estudo de Reiki, de modo a criar o que se denominou Raku Kei Reiki, base para o chamado Reiki Usui Tibetano.

Reiki Usui Não-Tradicional

Baseia-se nos símbolos tradicionais e em outros (novos), além de não atribuir importância à linhagem de iniciação.

Reiki Usui Tibetano Kwan Yin

Centrado na deusa chinesa Kwan Yin, conhecida como Tara, entre tibetanos e indianos, apresenta práticas de meditação, símbolos e procedimentos característicos do Sistema Usui Tibetano.

Karuna Ki

Sistema de cura como o Reiki, mas que, entretanto, se utiliza, na maior parte das vezes, dos símbolos do Karuna Reiki.

Reiki Prema

Utiliza a maioria dos símbolos do Karuna Reiki e outros.

Reiki Lightarian

Apresenta seis níveis de habilidades, além dos mestrados em Karuna Reiki e no Reiki Usui. Não se utilizam símbolos, sendo a intenção e a determinação essenciais para esse sistema de Reiki, desenvolvido em 1997.

Reiki Cristão

Abarca elementos da tradição hebraico-cristã, tanto como conjunto de crenças, quanto como símbolos e arquétipos. Principais características:

1. O estudo da imposição das mãos feita pelo Cristo:
   a) Jesus: terapeuta do corpo e do espírito.
   b) Meditação dos cinco elementos segundo a visão dos rabinos.
   c) Os talismãs do Abade Julio Houssaye.
   d) Mariurgia (a cura por meio de Nossa Senhora).

2. O estudo dos símbolos sagrados e talismãs:
   a) A Santíssima Trindade.
   b) O Monograma de Cristo (Krismon).

c) A Santa Hóstia.
d) O Pentagrama.
e) O Monograma do Espírito Santo (Pneumon).
f) O Monograma dos Anjos (Angelion).
g) Os Olhos de Deus.
h) Elohim.

3. Práticas:
   a) A bênção da água.
   b) A energização dos alimentos.
   c) A prática corporal com as letras hebraicas.

4. Mantras:
   a) Dar poder ao bem, proteger contra inveja e ciúmes, estimular o desapego, invocar o Arcanjo Michael, combater vícios, estimular coragem, proporcionar prosperidade etc.
   b) O nome de Deus e o Pentagrama.
   c) Os dez nomes de Deus e suas atuações nos planos do Universo.
   d) O amuleto de proteção ambiental contra infestações.

Técnica da Radiância

Inicialmente conhecido como Reiki Real, foi organizado por Barbara Ray, uma das mestras-alunas de Takata. Segundo Barbara Ray, Takata lhe havia iniciado num sistema de seis níveis (segundo alguns, sete).

Reiki Tera Mai e Tera Mai Seichim

Ambas as tradições foram organizadas por Kathleen Milner. Em 1991, conheceu o Seichim e recebeu orientação para incorporar parte do novo material a símbolos de outras origens, a fim de criar um novo sistema de Reiki. Dividiu, então, a energia em 4 raios elementais: Terra (Raio Reiki), Água (Sophie-El), Ar (Arcangélico) e Fogo (Sakarra). Para Kathleen Milner, o Seichim mais tradicional seria uma mistura de Terra (Reiki) e Fogo (Sakarra).

Karuna Reiki, Maha Karuna e Karuna Ki

William Rand utilizava os mesmos símbolos de Kathleen Milner, porém não com o mesmo sistema, uma vez que, segundo ele mesmo, não tinha a intenção de criar um novo sistema Reiki.

Por fim, conforme orientação espiritual, organizou o processo e o sistema de iniciações conhecido como Karuna Reiki, o qual se utiliza de nove símbolos adicionais. Em diversos casos, o Karuna Reiki é ensinado com outros conceitos e práticas, como os de mestres ascensionados, entidades espirituais elevadas, cantos, cristais. Rand fundou o International Center for Reiki Training.

Quando Rand registrou a marca Karuna Reiki e estabeleceu determinados padrões de atividades, mestres em Reiki independentes passaram a chamar o sistema de Maha Karuna (Maha: "Muita"; Karuna: "Compaixão") ou Karuna Ki (Ki: "Energia", logo Karuna Ki: "Energia da Compaixão").

Rand sugere, por meio da vidente Michelle Griffith, que o Reiki originou-se na Lemúria, há cerca de 100.000 anos. Quando a Lemúria submergiu, perdeu-se o Reiki, entretanto, o Grande Ser encarnado que havia dado aos lemurianos o processo de iniciação e os símbolos para o re-ligar com o divino, perdido há algum tempo, reencarnou em Atlântida, civilização que até o seu desaparecimento teria usado o Reiki, e depois no Egito.

Reiki Shamballa ou Cura Multidimensional Shamballa

Sistema canalizado por John Armitage (Hari Das Melchizedek) de um mestre ascensionado identificado como Saint Germain. Por sua vez, Shamballa, considerado uma recuperação do sistema original, surgiu no final da civilização atlântida, sendo então utilizado para ajudar a desenvolver espiritualmente aquela comunidade. Para tanto, usavam-se nas iniciações com os 22 símbolos do Mestre. Nesse contexto, numa encarnação anterior, Saint-Germain teria sido o Sumo Sacerdote atlântida o qual teria recebido esse sistema de iniciação.

Dividido em quatro níveis – dois práticos, o de Mestre-Curador e de Mestre-Professor –, o sistema apresenta no total 352 símbolos, os quais, segundo muitos, abarcariam todos os outros símbolos das demais tradições Reiki. Contudo, há reikianos que acreditam serem os símbolos, no total, em maior número.

Reiki Xamânico

Combinação de Reiki com elementos centrais do Xamanismo (percussão, cerimônia, transe, trabalho espiritual, cura animal e vegetal, culto aos antepassados, cirurgia mediúnica xamânica e imagens orientadas).

Alguns praticantes utilizam-se do Xamanismo como complemento antes ou depois do Reiki, enquanto outros empregam o Reiki como elemento da prática xamânica. O Reiki Xamânico constitui-se antes numa corrente genérica do que numa tradição específica.

Reiki do Caos

Combina Reiki e conceitos e aspectos de uma forma de magia cerimonial (Segundo Christopher Penczak, revolucionária.) conhecida como mágica do Caos. Os praticantes não se utilizam do Reiki apenas para curar, mas também para qualquer tipo de transformação e de rituais. Para eles, nada – inclusive os símbolos Reiki – está fora dos limites.

Johrei Reiki

Sintetiza a prática espiritual entre Reiki e Johrei ("luz branca"), organizado por Mokichi Okada, contemporâneo de Mikao Usui. Se há semelhanças entre o Johrei e o Reiki, ambos representam diferentes tradições. De qualquer maneira, o Johrei Reiki, desenvolvido a partir do Raku Kei Reiki, teve o nome alterado para Vajra Reiki.

Magnified Healing

Não se trata propriamente de uma tradição reikiana, contudo possui muitas semelhanças com o Reiki. Organizado por Kathryn Anderson e Gisele King sob orientação da mestra ascensionada Kwan Yin, em algumas tradições religiosas e espiritualistas, chamada de a deusa da misericórdia, da compaixão e da cura.

O objetivo principal de Magnified Healing é a cura das pessoas e do planeta, a libertação de carmas negativos e a elevação da humanidade a um nível mental superior. Com base no sistema de crença de ascensão e de mestres ascensionados, Magnified Healing também exalta os aspectos femininos do divino, por meio de Kwan Yin (ou Quan Yn) e de Shekinah, atributo feminino do chamado Espírito Santo, a faceta feminina de Deus. Muitas vezes o divino é chamado de "O Deus Mais Elevado do Universo".

Reiki Estrela Azul

Com linhagem atribuída a uma Antiga Escola de Mistério Egípcia, o Reiki Estrela Azul visa a estabelecer a lacuna entre Deus e o homem por meio da chamada Ponte do Arco-íris.

Canalizado pelo mestre em Reiki sul-africano John Williams de seu guia espiritual, originalmente chamou-se Energia Celestial Estrela Azul, iniciando-se em 1995. O objetivo maior dessa tradição é o crescimento espiritual, e não a cura imediata. Gary Jirauch, aluno de John Williams, fez algumas alterações e rebatizou o sistema de Reiki Estrela Azul. Não confundir com a forma de Wicca conhecida também como Estrela Azul.

Reiki Tibetano Wei Chi

Wei Chi, monge que viveu cerca de cinco mil anos atrás e, juntamente com outros irmãos, criou o sistema conhecido hoje como Reiki, orientou Kevin Ross Emery e Thomar Hensel.

O Reiki Wei Chi trabalha a Energia não apenas com a imposição das mãos, mas também com uma forma de diagnóstico médico e de diagnóstico mental, emocional e espiritual intuitivos. Nesse contexto, terapeuta e paciente dialogam bastante. Emery e Hensel, em parceria com o espírito de Wei Chi, escreveram *The Lost Steps of Reiki: The Channeled Teaching os Wei Chi*.

Reiki Magnificado (OMROM)

Organizado pelo chileno Rodrigo Romo, dialoga com a Apometria. Utiliza os símbolos do nível III, por exemplo, em casos de desobsessão.

Reiki Tanaki

Método intuitivo que estimula a utilizar o conhecimento interior quando se trabalha com a Energia Reiki. Tanto o método quanto os símbolos foram canalizados por Mary, membro fundador do Reiki Tanaki na Austrália.

Dividido em três níveis (I, II e Mestrado), difere do sistema Usui sobretudo pelos símbolos utilizados, pela ausência de símbolos secretos (No próprio sistema Usui tal prática tem diminuído ao longo dos anos.) e nos métodos de ensino.

Reiki Integrado

Sistema criado pelos mestres em Reiki Silvio Molina e Joanita Molina, os quais se iniciaram em diversos mestrados em Reiki e realizaram diversas pesquisas com o intuito de integrar o conhecimento de Reiki disponível.

Segundo Silvio e Joanita, não é necessário iniciar-se em diversos sistemas quando se pode promover a integração dos mesmos num só, o que facilitaria o aprendizado do iniciante.

Composto de 32 símbolos e de mais de 20 técnicas, o Reiki Integrado possui quatro níveis (I, II, III e Mestrado). Reúne símbolos e técnicas de, dentre outros, Reiki Tradicional Usui, Reiki Tibetano, Karuna Reiki, Raku Reiki, Reiki dos Anjos, Reiki Japonês, Reiki Tera Mai.

Ken Reiki-Do

Traduzido como "Sistema de Reiki com Espada", submete o iniciante a quatro iniciações cósmicas com espada, as quais, conforme os praticantes do sistema, lhe dão acesso aos planos divinos e a outras dimensões.

Em japonês, "Ken" significa "espada", quando "Do" pode ser traduzido como "caminho".

Reiki e Espada

Segundo as concepções do Ken Reiki-Do, o uso da chamada Espada de Cura se justifica pelas seguintes razões:

"A luz dos ensinamentos de Jesus Cristo esclarece: 'Não se despeja vinho novo em odres velhos.'. Existem casos de comprometimento tão profundo da alma (dominada por energias intrusas, formas-pensamentos perversas, elementais autocriados ou enviados) e corpos tão controlados pelas forças que atuam contra a evolução que, para a cura completa, temos que, em primeiro lugar, remover todas estas impurezas psíquicas, mentais e espirituais para depois aplicar o Reiki com sucesso. Esse trabalho é feito através da espada, ancorada no poder dos símbolos do Reiki e pelo poder da palavra."

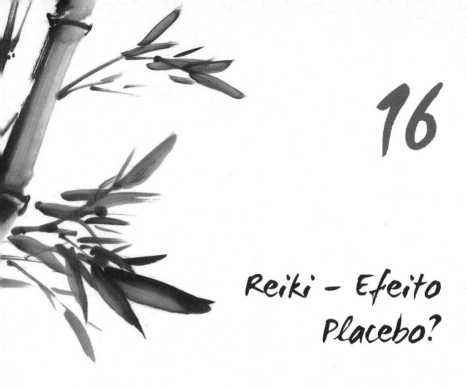

16

Reiki – Efeito Placebo?

Há quem considere a ação do Reiki uma espécie de placebo. Contudo, como explicar os casos em que o destinatário recebe aplicações a distância sem nem mesmo ter conhecimento disso?

Diversas pesquisas acadêmicas apontam resultados positivos das aplicações de Reiki.

Cientistas há muito tempo debruçam-se sobre o poder da prece, da terapêutica espiritual, independentemente de dogmas, rituais, convenções etc. Sobretudo a partir do século XIX e da codificação do Espiritismo, curas e milagres são cada vez mais encarados e explicados como eventos naturais, isto é, que em nada agridem as leis da natureza.

Recentemente o psicanalista Contardo Calligaris, em artigo intitulado "O poder da reza" (*Folha de São Paulo*, 30 de novembro de 2006), apresenta dados muito interessantes sobre uma pesquisa a respeito do poder da oração:

Ora, no fim de 2001, o "British Medical Journal", depois de um editorial lembrando que a razão não explica tudo, publicou uma pesquisa, de L. Leibovici (BMJ, 2001, 323), que registra os efeitos benéficos (em pacientes com septicemia) de uma reza afastada não só no espaço, mas também no tempo. Explico.

Foram incluídos no estudo todos os pacientes internados com septicemia, de 1990 a 1996, num hospital israelense; eram 3393. Em 2000 (de quatro a dez anos mais tarde), por um processo rigorosamente aleatório, os arquivos desses pacientes foram divididos em dois grupos: um grupo pelo qual haveria reza e um grupo de controle. Para cada nome do primeiro grupo, foi dita uma breve reza que pedia a recuperação do paciente e do grupo inteiro.

Resultado: no grupo que recebeu uma reza em 2000, a mortalidade foi (ou melhor, fora, de 90 a 96) inferior, embora de maneira pouco significativa; no mesmo grupo, a duração da febre e da hospitalização fora (ou melhor, havia sido, de 90 a 96) significativamente menor.

A publicação da pesquisa provocou uma enxurrada de cartas (BMJ, 2002, 324), algumas contestando as estatísticas, outras manifestando uma certa incompreensão do problema, que é o seguinte: como entender que uma reza possa agir não só sem que o paciente tenha consciência da intercessão pedida (com possível efeito psicológico positivo), mas à distância no tempo? Como entender, em suma, que uma reza dita em 2000 tenha um efeito retroativo em alguém que estava doente entre 90 e 96, quando a pesquisa e a reza nem sequer estavam sendo cogitadas?

Uma tentativa de resposta veio em 2003. O "BMJ" (2003, 327) publicou um interessante e enigmático artigo de Olshansky e Dossey, "History and Mystery" (história e mistério), em que os dois médicos dão prova de conhecimentos de física quântica muito acima de minha cabeça. O argumento de fundo é o seguinte: há modelos do espaço-tempo nos quais é possível que haja relações físicas entre

o passado e o presente (ou seja, modelos em que o presente pode alterar o passado).

Que o leitor não me peça para explicar como isso aconteceria. As dimensões do "espaço de Calabi-Yan" e os "campos bosônicos", para mim, são tão obscuros quanto os ectoplasmas, os espíritos e os milagres.

No Reiki, a ação da Energia no tempo e no espaço de maneiras não lineares é compreendida principalmente a partir do uso do símbolo 3.

Os estudos científicos cada vez mais explicam atitudes intuitivas como lógicas (ainda que não necessariamente lógico-racionais), bem diferentes de outras tantas supersticiosas, as quais, em vez de libertar o ser humano, o escravizam. O equilíbrio e a síntese de opostos complementares favorecem o diálogo, a fraternidade, a busca pelo bem-estar.

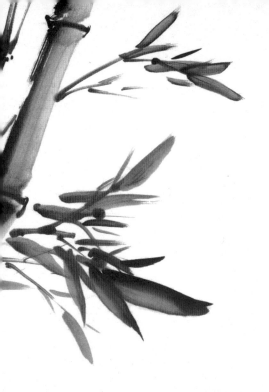

17

A cura

O conceito de cura é bastante vasto. Como o corpo físico um dia finalmente se desgasta, no caso de um paciente terminal, por exemplo, a cura pode significar um desencarne tranquilo.

Se a maioria das doenças físicas apresenta origem psíquica ou espiritual, isso não é motivo para discriminar ou julgar alguém que esteja doente ("ele é mau", "ele não se cuida" etc.).

Além disso, o corpo apresenta pequenas limitações que podem ser tratadas, mas não extirpadas. Alguém pode controlar, por exemplo, o alcoolismo, mas, se beber, terá uma recaída imediata. O mesmo pode acontecer com alguns tipos de alergia: o indivíduo deve evitar determinadas circunstâncias para não ter uma crise. Ao contrário do que muitos pensam, mestres iluminados das mais diversas linhas espirituais também adoecem, e isso não diminui a beleza dos caminhos espirituais por eles trilhados. Seria ingênuo pensar, por exemplo, que um iogue não possa ser acometido de pneumonia! No mais, não seria justo também afirmar que um fumante inveterado desenvolveu câncer nos pulmões porque tem algo reprimido que se manifestou naquele órgão...

A sabedoria da leitura holística de sintomas e doenças consiste em encontrar saídas para expressar incômodos, frustrações, raiva etc. sem agredir a si mesmo e aos outros. Há ótimos trabalhos, como os de Diane Stein, Louise L. Hay, Thorwald Dethlesfsen e Rüdiger Dahlke e os de L. A. Gasparetto e Valcapelli, dentre outros. A partir da leitura destes dois últimos, sintetizei a lista seguinte:

SISTEMA RESPIRATÓRIO	
SINTOMAS/DOENÇAS	LEITURA HOLÍSTICA
Fossas nasais	Dificuldade para lidar com opiniões e sugestões alheias. Contato do mundo interior com o mundo exterior.
Gripe ou resfriado	Dificuldade em lidar com mudanças. Desconfiança do que é novo. Confusão interna.
Rinite	Perfeccionismo: não aceitar os próprios erros, comportar-se sempre de modo exemplar etc. Abalo provocado pelo ambiente (confusões e outros).
Sinusite	Decepção em relação às expectativas. Grande irritação com alguém de convívio próximo.
Laringe	Dificuldade em selecionar e discernir entre ideias e fatos.
Engasgo	Dificuldade em compreender e/ou aceitar situações atravessadas, difíceis de serem engolidas.
Voz	Dificuldade em expressar o verdadeiro eu (falar demais ou de menos, tom de voz etc.).
Disfunções da fala	Contenção dos impulsos.
Gagueira	Expressão tolhida. Dificuldade de falar por si mesmo.
Calos nas cordas vocais	Revolta, aspereza, aridez.
Laringite	Irritação por não manter a própria força de expressão. Frustração por não expressar o que se pensa.
Brônquios	Dificuldade de interação entre o interior e o exterior de maneira harmoniosa.
Bronquite	Dificuldade de interação com o ambiente. Sensação de agressão sem conseguir expressar-se adequadamente. Necessidade de chamar a atenção, isolar-se ou chantagear alguém.
Asma brônquica	Sentimento de inferioridade camuflado pelo desejo de poder e de controle sobre o ambiente.

SISTEMA RESPIRATÓRIO

SINTOMAS/DOENÇAS	LEITURA HOLÍSTICA
Pulmões	Dificuldade de relacionamento com a vida e com o ambiente.
Pneumonia	Cansaço diante da vida. Sensação de ter se doado bastante sem haver recebido nada em troca.
Enfisema pulmonar	Medo e negação da vida. Dificuldade de enfrentar obstáculos.
Edema pulmonar	Apego emocional seguido da perda de vontade de viver (sentido da vida).
Tuberculose	Crueldade. Desejo de vingança sufocado.
Tosse	Repressão de impulsos agressivos. Desejo de atacar.
Espirro	Impulso de defesa contra ideias e/ou energias negativas.
Bocejo	Desprendimento de negatividade agregada. O organismo refazendo-se de desgaste físico e/ou de perda energética.
Ronco	Teimosia. Agarrar-se aos próprios valores e/ou pontos de vista.
Soluço	Ansiedade. Medo do desfecho de determinada situação.

SISTEMA DIGESTIVO

SINTOMAS/DOENÇAS	LEITURA HOLÍSTICA
Náusea e vômito	Resistência e/ou recusa às situações.
Dentes	Dificuldade em decidir e expressar a força agressiva. Crise de vitalidade.
Cárie dentária	Indecisão. Perda da solidez interior.
Canal	Questionamento da índole, dos valores (pessoais, familiares etc.).
Maxilar	Raiva reprimida. Desorientação na forma de conduzir a vida.
Gengiva	Falta de firmeza nas decisões.
Língua	Dificuldade com o prazer e a articulação da expressão.
Afta	Autopunição. Despreparo e negação da própria capacidade.
Mau hálito	Desejo inconsciente de afastar os outros.
Estomatite	Dificuldade em sustentar o próprio ponto de vista. Sensação de invasão (no que tange à individualidade, à privacidade).
Glândulas salivares	Recusa em aceitar os fatos. Perda do prazer na vida (não "babar de vontade").

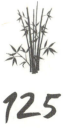

SISTEMA DIGESTIVO

SINTOMAS/DOENÇAS	LEITURA HOLÍSTICA
Caxumba/parotidite	Sensação de impotência.
Síndrome de Sjögen (SS)	Revolta. Indisposição em absorver situações.
Faringe	Dificuldade em aceitar fatos triviais.
Faringite	Irritação por não saber lidar com episódios desagradáveis.
Esôfago	Dificuldade em lidar com a realidade da vida.
Esofagite	Constante irritação.
Hérnia de hiato	Culpar-se por situações do presente.
Digestão	Dificuldade em elaborar e aceitar acontecimentos.
Estômago	Dificuldade em processar emoções básicas.
Suco gástrico	Negação das sensações ou da expressão. Resposta mental diante dos fatos (racionalização).
Gastrite	Atividade mental maior do que os fatos exigem. Preocupação.
Úlcera	Agressividade sufocada. Cobranças. Perfeccionismo. Não se permitir falhar e/ou compartilhar problemas.
Fígado	Dificuldade em relação a mudanças e à expressão da força agressiva.
Hepatite	Resistência ao novo. Bloqueio do fluxo natural da vida.
Cirrose	Autodestruição.
Vesícula biliar	Dificuldade em enfrentar os grandes obstáculos da vida.
Pâncreas	Dificuldade em abrir-se para a vida e as pessoas, vivenciar o melhor de cada situação, descontrair-se, viver a alegria.
Depressão no pâncreas	Quadro psicológico (depressão) acompanha as principais doenças pancreáticas.
Pancreatite	Raiva, frustração, amargura.
Diabetes	Pessimismo, depressão, falta de docilidade.
Hipoglicemia	Ansiedade. Tentativa de resgatar o tempo perdido.
Intestino delgado	Dificuldade em absorver e aproveitar as experiências da vida, bem como em entender, compreender.
Diarreia	Desapego súbito de experiências, sem elaboração para tanto.
Intestino grosso	Dificuldade em expressar sentimentos profundos, em doar-se e ser generoso.
Intestino preso	Recusa em expressar sentimentos.

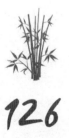

SISTEMA DIGESTIVO

SINTOMAS/DOENÇAS	LEITURA HOLÍSTICA
Prisão de ventre	Contenção da espontaneidade. Meticulosidade, detalhes excessivos.
Apêndice	Zelo excessivo pelos sentimentos mais caros.
Apendicite	Sentimentos profundos tolhidos.
Diverticulite	Tristeza, amargura, culpa pelo que não se realizou (passado).
Colite	Dependência, relacionamentos simbióticos.
Vermes	Ideias parasitárias. Apego e dependência profundos.
Hemorroidas	Apego a mágoas do passado.

SISTEMA CIRCULATÓRIO

SINTOMAS/DOENÇAS	LEITURA HOLÍSTICA
Vasos sanguíneos (artérias, veias e colesterol)	Problemas com senso de direção e com limites.
Aneurisma	Negação da fragilidade e da limitação, de modo a abraçar causas exteriores. Responsabilidades assumidas a fim de se manter no poder e no controle da situação.
Arteriosclerose	Resistência ao novo.
Varizes	Estagnação em situação desagradável. Frustração por não concretizar ideias e objetivos. Realizar tudo o que se precisa, porém não o necessário.
Trombose	Pessimismo e limitação na vida.
Flebite	Intransigência e irritação diante dos obstáculos.
Coração	Falta de entusiasmo e de motivação pessoal.
Problemas cardíacos	Desânimo e desmotivação.
Taquicardia	Repressão do entusiasmo.
Angina	Amarguras e sofrimentos escondidos por aparente firmeza.
Infarto	Desmoronamento de falsos valores. Perda da motivação e do entusiasmo pela vida.
Pressão arterial	Fuga dos conflitos concernentes à afetividade.
Pressão alta	Fuga por meio da preocupação ou da dedicação excessiva.
Pressão baixa	Fuga pelo esquecimento. Desejo de abandonar tudo.
Sangue	Dificuldade em expressar a individualidade.

SISTEMA CIRCULATÓRIO

SINTOMAS/DOENÇAS	LEITURA HOLÍSTICA
Tipos sanguíneos	Problemas com a personalidade.
Anemia	Falta de ânimo, de vitalidade.
Coagulação sanguínea	Dificuldade em se refazer diante das perdas.
Hemorragia	Desrespeito ao ritmo interno. Ultrapassar os próprios limites. Perder-se naquilo que se faz.
Leucemia	Ressentimento por não conseguir manter a integridade na vida.

SISTEMA URINÁRIO

SINTOMAS/DOENÇAS	LEITURA HOLÍSTICA
Rins	Dificuldade em amar e relacionar-se.
Problemas renais	Dificuldade em relacionar-se.
Cálculos renais	Apego a complicações afetivas. Cultivo de mágoas. Críticas excessivas a pessoas queridas.
Cólica renal	Apego a quem se ama. Não admitir qualquer tipo de ruptura no relacionamento.
Bexiga	Necessidade de aliviar tensões emocionais e psicológicas.
Enurese noturna	Emoções reprimidas. Liberação de tensões e emoções durante o sono.
Incontinência urinária	Medo de perder o controle emocional nas situações afetivas.
Problemas na bexiga	Frustração. Sentir-se vítima. Apego a complicações do passado.
Cistite	Irritação com parceiro ou com situações no lar. Traumas sexuais. Culpa por atitudes incorretas de alguém querido.
Uretrite	Irritação e chateação com situações do entorno.

SISTEMA REPRODUTOR

SINTOMAS/DOENÇAS	LEITURA HOLÍSTICA
Frigidez	Bloqueios que impedem a entrega ao ato sexual.
Ovários	Dificuldade em vivenciar a criatividade feminina.
Síndrome do ovário policístico	Confusão mental. Dificuldade em expor as próprias ideias.
Cistos de ovário	Criatividade sufocada. Culpa por ideias que deram errado.

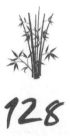

SISTEMA REPRODUTOR	
SINTOMAS/DOENÇAS	**LEITURA HOLÍSTICA**
Tubas uterinas	Dificuldade em expressar ideias e a criatividade.
Laqueadura	Influência negativa na elaboração de ideias.
Infertilidade ou esterilidade (Homem ou mulher)	Sentir-se incapaz de sustentar uma situação.
Útero	Dificuldade em vivenciar a natureza feminina, a originalidade, a criatividade.
Problemas no útero (miomas ou fibromas)	Não preservação da natureza íntima (deixar-se moldar pelo exterior).
Menstruação	Dificuldade em aceitar a feminilidade, bem como de renovação e de desprendimento.
Problemas menstruais	Rejeição da própria feminilidade. Dificuldade em lidar com mudanças.
Amenorreia	Regressão na maturidade feminina. Apego a pessoas ou situações marcantes.
Menopausa	Dificuldade de amadurecimento emocional.
Vagina	Dificuldade em vivenciar o prazer na vida e no sexo.
Vaginismo	Dificuldade em soltar-se e entregar-se ao prazer.
Ressecamento vaginal	Despreparo para o prazer.
Coceira nos lábios vaginais	Expectativas frustradas em relação ao prazer ou ao parceiro.
Corrimento vaginal (leucorreia)	Ferimentos profundos (afetivos ou sexuais).
Mamas (glândulas mamárias)	Dificuldade em vivenciar a feminilidade e a afetividade, bem como em entregar-se e em doar-se.
Flacidez das mamas	Falta se sustentação interior. Perda da confiança em si mesma.
Coceira nas mamas	Insatisfação com a dedicação aos outros e/ou com a forma como é tratada.
Amamentação	Dificuldade em doar-se.
Mastite	Conflitos durante a dedicação.
Nódulos mamários	Bloqueios afetivos.
Testículos	Dificuldade em vivenciar a criatividade masculina.
Próstata	Perda do referencial de si mesmo (caráter masculino).
Problemas na próstata	Deixar de ser original. Perda do caráter.

SISTEMA REPRODUTOR

SINTOMAS/DOENÇAS	LEITURA HOLÍSTICA
Pênis	Dificuldade em vivenciar o prazer masculino e/ou de concretizar objetivos de vida.
Disfunção erétil (impotência)	Autodepreciação, inferioridade e fracassos.

SISTEMA ENDÓCRINO

SINTOMAS/DOENÇAS	LEITURA HOLÍSTICA
Hormônios	Dificuldade em tomar atitudes favoráveis aos próprios objetivos.
Pineal	Dificuldade em assumir-se como indivíduo (único) e/ou em desenvolver a consciência e a lucidez espiritual.
Hipófise	Dificuldade em lidar com a imaginação e o senso de realidade.
Hormônios da hipófise	Dificuldade em ser bem-humorado.
Tireoide	Dificuldade em viver como se é (individualidade).
Nódulos ou tumores na tireoide	Bloqueios na concretização de objetivos.
Bócio	Frustração. Opressão.
Hipotireoidismo	Inibição da expressão corporal. Repressão da força realizadora.
Obesidade	Necessidade de sentir-se acolhido.
Gordura localizada	Contenção de impulsos. Camuflagem de anseios.
Hipertireoidismo	Sentimento de rejeição. Intolerância, falta de apoio e de consideração para consigo.
Magreza	Sensação de desamparo.
Paratireoides	Insegurança interior, falta de crença em si mesmo.
Suprarrenais	Medo, insegurança. Dificuldade em ser audacioso e desbravador.

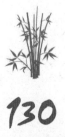

SISTEMA MUSCULAR	
SINTOMAS/DOENÇAS	**LEITURA HOLÍSTICA**
Tônus muscular	Dificuldade em persistir, em ser tenaz.
Dores musculares	Ferir-se por algo feito ou que se deixou de fazer.
Fibromialgia	Arrependimento por omissão ou dedicação excessiva.
Cãibra	Tensão e receio de fracasso em relação ao que se está fazendo.
Torcicolo	Falta de flexibilidade para lidar com o externo.
Tendinite	Irritação ou cobrança de si mesmo quando se executam tarefas.
Músculos da face	Sensações perante os outros.
Rubor facial	Temor de reprovação pelos outros.
Musculatura lisa	Esmorecimento na condução da vida, dos acontecimentos.
Peristaltismo	Dificuldade em aceitar os fatos sem se deixar abalar.

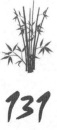

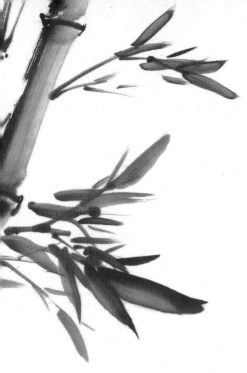

18

Reiki e Qualidade de Vida

A fim de promover a vida no planeta, o reikiano, além de enviar Energia para pessoas, locais, meio ambiente, coletividades etc., pode também valer-se de atitudes cotidianas, simples, porém eficazes. Como nossa experiência mais concreta é a do agora, do presente (Vide os Cinco Princípios do Reiki.), que tal rever e mudar atitudes ainda hoje?

Muitas são as possibilidades. A lista seguinte, elaborada por especialistas, foi sintetizada a partir de uma reportagem publicada pelo caderno *Equilíbrio*, do jornal *Folha de São Paulo* (15 de fevereiro de 2007).

- Diminua o consumo de água.
- Separe o lixo e encaminhe ou para a coleta seletiva ou para cooperativas independentes onde não houver aquele serviço.

- Economize energia elétrica, inclusive desligando os aparelhos que geralmente ficam em "stand-by".
- Observe se a madeira dos móveis possui certificação, a qual aponta para florestas de manejo sustentável.
- Cultive plantas.
- Jogue lixo no lixo.
- Evite pavimentar o solo. Prefira materiais permeáveis ou deixe pontos de terra para o solo respirar.
- Não destrua o ecossistema local.
- Plante árvores.
- Em passeios na água, prefira o vento ao motor.
- Consuma menos.
- Evite excesso de embalagens.
- Utilize-se de retornáveis, evitando, assim, os descartáveis.
- Dê preferência a produtos locais.
- Prefira caminhar e pedalar a utilizar-se de veículos a motor.
- Combine caronas solidárias.
- Use transportes coletivos e cobre melhorias nesse setor.
- Evite imprimir em excesso. Use os dois lados da folha.
- Reutilize papéis.
- Escolha materiais reciclados, com certificações (como no caso de móveis e lápis) e que causem menos impacto ao meio ambiente.
- No calor, principalmente no verão, prefira roupas mais leves, diminuindo, dessa maneira, a potência do ar condicionado. Se possível, vivencie tal experiência também no local de trabalho.

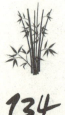

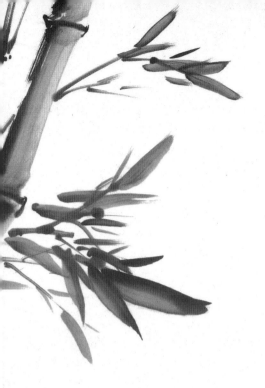

19

Iniciações

Há mestres que sustentam ser desnecessária qualquer iniciação ou formação para a prática do Reiki, propondo a auto-iniciação. Outros, ainda, praticam iniciações a distância (nível sutil), o que inclui sintonizações feitas pela Internet.

Sem a intenção de debater o mérito de tais práticas, sobretudo a da auto-iniciação, uma vez que a iniciação a distância pauta-se pelo uso e pelas propriedades do símbolo 2, considero extremamente necessários os cursos de formação presenciais, uma vez que dúvidas, sugestões, exemplificações podem ser vivenciados de maneira mais intensa, com calor humano, olhos nos olhos.

Além disso, qualquer curso de formação terapêutica inspira cuidados, muitas vezes sutis, para tornar o profissional mais hábil no trato com o público. Antes de tudo, portanto, a formação é um trabalho de autoconhecimento, orientado por outrem (no caso, o mestre/instrutor de Reiki).

Pode-se aprender Reiki em livros, em programas de tevê, em sites, contudo é interessante que a limpeza do campo energético e a sintonia sejam feitas por um mestre habilitado. Os certificados emitidos nos cursos de formação são a garantia, para os pacientes, de que o Reiki não é charlatanismo. Nem todos nós temos nesta encarnação a mesma experiência do doutor Usui, que não precisou ser iniciado, mas recebeu uma carga energética fantástica e a consequente sintonização com a Energia Cósmica de forma mais intensa.

Isso não nos torna melhores ou piores do que Mikao Usui. Ao contrário, ao sermos iniciados por quem recebeu de suas mãos as chaves para a sintonização (E todos os mestres estão aí incluídos, não importa se não pertencem diretamente à linhagem Hayashi-Takata.), temos a nossa própria jornada de 21 dias, fazemos de nosso corpo e de nossa casa o nosso monte Kurama.

A seguir, há alguns temas abordados em correspondências trocadas sobre iniciações.

Olá, Professor Ademir:

Primeiramente gostaria de parabenizá-lo pelo trabalho lindo que vem realizando com a prática de Reiki e do Ioga. Comprei o seu livro Transforme sua Vida com o Reiki, *o qual estou lendo.*

Meu nome é T., tenho 24 anos, moro em F., e tenho muito interesse em aplicar e, claro, receber Reiki. Minha mãe já é iniciada e está no nível III. Ele praticou durante bastante tempo e parou porque sua mestra queria que ela cobrasse pelo trabalho. Como se chateou, deixou de aplicar.

De qualquer forma, eu estou aí para aprender. Já aplico nas amigas quando têm dores de cabeça, no namorado quando está com problemas estomacais, e até ele já aprendeu e aplica em mim quando tenho dores. É muito gratificante, não é?

Nunca fui iniciada por ninguém, um pouco porque os mestres cobram e não tenho condições financeiras, e um pouco porque faço faculdade e meu tempo é um tanto restrito.

Sinto que ainda não trabalho com a Energia Cósmica, porque a aplicação é muito desgastante para mim. Sinto-me cansada após a aplicação. Gostaria de saber o que eu faço. Preciso ser iniciada? De que forma posso abrir os canais? O princípio fundamental do Reiki é basicamente o equilíbrio energético, a energia "ruim" é dita negativa? Bom, desculpe tantas perguntas. Tenho muitas dúvidas e se tiver um tempo para me responder, agradecerei.

Um grande abraço.

T.

Minha resposta:

Prezada T.:

(...)

Muito obrigado pelas palavras, pelo carinho. Esse é um dos objetivos do livro: chegar ao coração dos leitores.

A fim de facilitar esse contato inicial, a partir de sua mensagem, dividirei o mail em dois temas:

1. Pagamento – Em meu livro, discuto a questão da cobrança por aplicações e iniciações: nenhum terapeuta cobra pelo Reiki, mas pelo seu tempo, sua dedicação, pelo aluguel da sala etc. Aliás, como todas as práticas terapêuticas. Contudo, você afirma que a mestra teria obrigado sua mãe a cobrar. Se foi realmente assim, fica um tanto estranho, já que a decisão é pessoal. O mesmo vale para as iniciações que você pretende fazer: nem todos os mestres cobram valores de <u>investimento</u> exorbitantes, quase todos parcelam ou aceitam que o iniciante pague apenas quando puder ou faça permutas etc. Fizeram assim comigo, faço assim com todos... :)

2. Aplicações – Você me pergunta se precisa iniciar-se para aplicar Reiki. Sim. Você mesma tem percebido desgastes, reações etc., pois deve usar outra energia que não a Universal (talvez sua própria, ou a de algum espírito amigo associado à sua etc.). A iniciação garante

a abertura, o equilíbrio, salvaguardas para acessar símbolos etc. A energia Reiki é unidirecional, não possui aspecto negativo nem desgasta o praticante. O seu relato confirma tantas outras experiências registradas. Por isso, quem trabalha com passe magnético, como os irmãos espíritas, evitam fazê-lo sozinhos etc.

Aguardo seu contato para continuarmos a conversa.

(...)

Mais uma vez, obrigado!

Dermes

Nessa resposta, todo cuidado e toda prudência foram necessários. Em primeiro lugar, para considerar que as aplicações de Energia realmente ocorrem, mas não dentro do sistema Reiki, daí os efeitos desagradáveis para aplicadora. Em segundo lugar, por não saber o conteúdo exato dos comentários da mestra e das reações da mãe da remetente. Em terceiro lugar, ainda, por propor alternativas à interlocutora que considerem as iniciações realmente como prioridade de investimento, o que, certamente a auxiliaria a encontrar um mestre em quem confiasse e com o qual pudesse negociar as condições de pagamento/investimento por sua formação.

Conforme o relato de M.:

No início de 2004 eu tinha um curso de Reiki marcado para fazer em C., ia ser minha iniciação. Na véspera do curso, o mestre me ligou dizendo que estava com uma gripe muito forte e que o curso seria adiado. Nessa noite sonhei com uma mulher toda vestida de branco que me disse: "Tenha paciência, quem vai você iniciar serei eu.". Passada uma semana fui para a casa do meu companheiro em São Paulo, e ele me disse: "Abriu um instituto holístico aqui perto, quer *ir lá visitar?". Fomos. Qual foi minha surpresa quando dei de cara com a moça do sonho: era ela a dona do instituto, que imediatamente me convidou para o curso de Reiki que haveria no fim de semana. E mais: disse-me que faria um precinho amigo porque sentiu que eu queria muito ser iniciada.*

No fim de semana estava eu lá, fiz o curso e, após a iniciação, ela me disse que o mestre dela pediu para que eu fosse iniciada no nível III, pois eu ia trabalhar com Reiki em animais e que, portanto, devia iniciar-me nesse nível.

Então, resolvi contar do meu sonho para ela e desabamos a chorar.
(...)

O Universo é muito brincalhão. Corrobora o relato anterior outra experiência amorosa e divertida também enviada por e-mail:

(...)

Tenho algumas novidades: a mais linda é que ontem finalmente fui iniciada no Reiki. E olha como sou sortuda: ontem era dia da Magia (Magia maior que a vida não há, não é mesmo?) e fui presenteada com o nível III!!! Explico: fui fazer o nível II, mas toda explicação dada pela mestra para uso dos símbolos era para o nível III. Daí, ela se deu conta e eu disse, um pouco frustrada, que não tinha problema, eu "deletaria" tudo aquilo. Mas, foi então que ela disse que acredita que nada é por acaso e que se havia me falado sobre o nível III era porque eu já estava preparada. Para ser sincera, sem me sentir mais nem menos, também acho que sim e, na verdade, inconscientemente fui lá pensando em receber o nível III. Eu gostei desse presente, me deixou feliz. Pra fechar meu dia de magia, fui a um ritual xamânico, com direito a fogueira, velas, flores, frutas e chuva, muita chuva. Fiz minha vassoura de ervas e entoei alguns cânticos sagrados, dancei e passei frio também.

(...)

Rituais existem para nortear o desenvolvimento da senda espiritual, contudo o mais importante é a intenção com que se realizam os rituais.

Há os rituais de iniciação segundo o sistema tibetano (níveis I, II, III, mestrado e iniciação de cura), com o qual mais me identifico e que serão apresentados mais adiante, e também o sistema organizado por Diane Stein, por exemplo. Há outras tantas maneiras, como as sequências para iniciações organizadas por Christopher Penczak (níveis I, II, III, de cura em cadeira, de cura em cama ou maca), algumas das quais apresentadas adiante, de cura em cadeira, de cura em cama ou maca, que traduzem a diversidade, de modo a demonstrar como a Energia Universal não se aprisiona, porém se adapta aos rituais.

Durante as iniciações, existem mestres que preferem guiar-se por anotações, apostilas e livros, sobretudo nas primeiras vezes em que iniciam, enquanto outros preferem decorar os passos. Quando algum mestre pula ou confunde um determinado passo, geralmente procura refazê-lo, ou ainda, reiniciar todo o ritual. Entretanto, há os que continuam tranquilamente o processo, pois sabem que os mestres espirituais "corrigem" eventuais falhas no processo. Cada mestre deve seguir sua intuição, agir com o coração.

Numa das primeiras iniciações ao nível I conduzidas por mim, esqueci-me de visualizar/desenhar o Raku às costas do iniciante, a fim de promover a limpeza energética. Percebi isso apenas quando conduzi a iniciação de outra pessoa, que aguardava noutro cômodo. Finda essa iniciação, pedi novamente que o iniciante anterior voltasse e refiz todo o processo. No momento de partilharmos as experiências, esse iniciante comentou que, da primeira vez, teve uma sensação na coluna que a mim lembrou perfeitamente o movimento de aplicação do Raku! Contudo, naquela ocasião, por excesso de zelo, preferi refazer a iniciação.

A fim de realmente atingir a alma e o coração, os rituais de iniciação devem ser simples, sinceros, amorosos, em que tanto mestres quanto iniciantes sintam-se acolhidos, descontraídos, em casa.

Meditação ou Respiração Violeta

Conhecida pelos chineses como "Correndo no Rio da Vida", a Meditação Violeta é feita para circular a Energia Cósmica durante o processo de iniciação, uma vez que permite captar, reter e direcionar a Energia Vital do Universo.

- Visualize uma corrente de luz violeta que entra pelo topo da cabeça e desce pela parte da frente do corpo, feito um rio.
- Quando essa corrente chegar ao púbis, contraia o ponto Hui Yin e imagine uma explosão violeta na região do chacra básico.
- Com a força da explosão, o rio de energia subirá pela coluna, pela parte de trás do corpo.
- A corrente, então, subirá ao topo da cabeça, na região central do cérebro, onde formará um redemoinho, no meio do qual surgirá o símbolo 5.
- Sopre esse símbolo no topo da cabeça do iniciante, visualizando a entrada da corrente de luz em seu corpo.

Iniciações de cura – Christopher Penczak

Ritual de iniciação de cura (em cadeira)

Ao contrário das iniciações aos níveis I, II, III e ao Mestrado, o paciente deve manter sempre as mãos descansadas no colo, nos joelhos etc., e não na chamada pose de oração.

Assopre os símbolos citados a seguir para dentro da coroa e conduza-os para a região do coração. Penczak, muitas vezes, vê a Energia se irradiar do coração para curar o corpo.

- Dai Ko Mio (Tibetano) na Respiração Violeta.
- Dai-Koo-Myo (Usui)
- Nin-Giz-Zida
- Cho-Ku-Rei
- Sei-He-Ki
- Hon-Sha-Ze-Sho-Nen
- Raku

Dê a volta, fique de frente para o paciente e desenhe a mesma sequência de símbolos no chacra cardíaco. Assopre do chacra cardíaco para o da raiz, para o terceiro olho e de volta para o chacra cardíaco. Volte para as costas do paciente e abençoe-o silenciosamente, com alguma afirmação positiva referente à cura, como "Você está completamente curado.". Libere o ponto Hui Yin e a Órbita Microcósmica[10]. Volte à frente do paciente e dê uma benção final, à semelhança de "Estamos abençoados pelos dons do Reiki. Namastê.".

---

10. A respeito da Órbita Microcósmica, consultem-se os detalhados comentários de Diane Stein e Christopher Penczak.

Ponto Hui Yin

A posição Hui Yin é tradicionalmente exigida para o mestrado, entretanto não é obrigatória, uma vez que o mestre pode sentir-se incomodado ou ter algum impedimento fisiológico para executá-la. De qualquer forma, a partir do nível III, convém realizar esses exercícios, cujo objetivo principal é estabelecer a ligação entre os níveis físico e espiritual por meio da transmissão controlada de energia.

Homens

- Contrair os músculos do ânus.
- Manter a posição o tempo que for possível.
- Relaxar e repetir o movimento quantas vezes conseguir e sentir-se confortável.
- Não usar a mente para forçar o ciclo de formigamento elétrico deslocando-se pela Linha do Hara/Kundalini, uma vez que se trata de uma sensação normal que aparece e desaparece rapidamente.
- Colocar a língua atrás dos dentes, no palato duro e manter a posição Hui Yin.
- Segurar a respiração enquanto puder e então soltar o ar e tentar novamente.

Considera-se "pronto" o praticante que conseguir ficar três ou quatro minutos nessa posição, em pé.

Mulheres

As mesmas indicações para os homens, acrescidas do seguinte:

- Além de contrair o músculo anal, fazer o mesmo com os músculos da vagina.

Com a respiração presa, deve-se permanecer nessa posição durante dois ou três minutos. Sem prender a respiração, por mais tempo ainda. Pode-se começar a praticar sentada e depois em pé.

Ritual de iniciação de cura (em cama ou maca)

Penczak sugere duas maneiras, que podem ser feitas simultaneamente ou em separado.

1. Junto à cabeça do paciente (sentado ou em pé), visualize o chacra coronário se abrindo. Com o uso da Respiração Violeta e da Órbita Microcósmica, sopre a sequência de símbolos para dentro da coroa e do coração, em grupo ou individualmente. Se preferir, visualize os símbolos entrando na coroa quando desenhados/traçados.
2. Com as mãos na posição do coração, contraia o ponto Hui Yin e faça a Órbita Microcósmica. Entoe silenciosamente e visualize a sequência de símbolos entrando no chacra cardíaco conforme a descrição para a iniciação de cura em cadeira.

Técnicas de Iniciação (Sistema Tibetano)

Seguem as técnicas de iniciação que utilizo, adaptando para minha realidade a alimentação que antecede os períodos de iniciação (Eu, por exemplo, não me abstenho de café ou açúcar, nem jejuo). São pistas que cada mestre saberá seguir, adaptar etc.

Números	Símbolos
1	Cho-Ku-Rei
2	Sei-He-Ki
3	Hon-Sha-Ze-Sho-Nen
4	Day-Koo-Myo
5	Dai-Ko-Myio
6	Raku/Serpente de Fogo
7	LHN
8	STSHNG

Os símbolos 7 e 8, dos quais apresento apenas as consoantes, serão apresentados pelo mestre ao iniciante durante o mestrado, ou no período preparatório. Enquanto o 7 cria uma porta interdimensional, o 8 estabelece comunicação com equipes/conselhos de seres de luz.

Para as iniciações, o mestre prepara-se com bastante cuidado e consciência. Todavia, caso haja a necessidade urgente de iniciar alguém, não importa ter ou não seguido as recomendações, pois a intenção e a ajuda dos mestres espirituais constituem-se nos melhores instrumentos de preparação.

Muitas das recomendações seriam desnecessárias, uma vez que grande parte dos mestres, por escolha própria, não consome carne e/ou bebidas alcoólicas. Contudo, esses lembretes são importantes, a fim de que o mestre seja o melhor canal possível para a captação e o direcionamento da energia.

Nível 1

72 horas antes da iniciação

- Não comer carne vermelha, não beber álcool e não fumar.
- Não utilizar qualquer substância viciante, inclusive produtos com excesso de açúcar e substâncias químicas, como refrigerantes.
- Dormir oito horas de sono.
- Não fazer uso de medicamentos controlados: moderadores de apetite, remédios para dormir, calmantes etc., a não ser quando estritamente necessário.
- Intensificar a autoaplicação de Reiki.

48 horas antes da iniciação

- Não comer carne de qualquer espécie, não beber álcool e não fumar.
- Não usar qualquer substância viciante.
- Dormir oito horas de sono (De preferência, dormir e acordar cedo.).
- Não fazer uso de medicamentos controlados: moderadores de apetite, remédios para dormir, calmantes etc. e mesmo os não

controlados: vitaminas artificiais não receitadas por médicos etc., a não ser quando estritamente necessário.
- Intensificar a autoaplicação de Reiki.

24 horas antes da iniciação

- Todas as recomendações anteriores.
- Evitar locais de aglomeração e/ou situações de conflito.
- Acrescentar mais frutas à alimentação usual.
- Beber muita água.
- Dar preferência a ouvir músicas com melodias calmas: música clássica, new age, canto gregoriano etc.
- Evitar utilizar determinados aparelhos eletrônicos que dispersam radiações nocivas à saúde como forno de micro-ondas, telefone celular, computador e outros.
- Alterar o ritmo de atividades, de modo a deixar o dia para descanso, reflexões e meditação.

No dia da iniciação

- Todas as recomendações anteriores.
- Fazer autoaplicação.
- Prestar atenção a todas as atitudes, de modo a estar concentrado e calmo.
- Evitar fofocas, comentários desnecessários etc.
- Chegar com antecedência ao local do curso e da iniciação, de modo a prepará-lo espiritualmente.
- Fazer uma alimentação leve e com bastante chá.
- Usar preferencialmente roupas claras, e não de cor preta.
- Organizar o curso de modo que haja pequenos intervalos.
- Evitar deslocar-se desnecessariamente do local do curso.
- Estar em constante contato com o divino.
- Colocar-se à disposição dos iniciantes.

- Ter em mente que os iniciantes desejam ser respeitados, compreendidos e amados.
- Sentir-se grato por ser Mestre de Reiki.
- Sentir-se grato pela confiança que os iniciantes depositam na figura do Mestre.
- Reverenciar, pelas atitudes, Mestre Mikao Usui e os Mestres Tibetanos de Cura.

Nível II

A preparação para o nível II começa 96 horas antes da data da iniciação, envolve as recomendações anteriores e inclui a aplicação a distância.

Nível III

A preparação para o nível III começa 9 dias antes da data da iniciação e inclui 30 minutos diários de Reiki para a multidão.

Mestrado

A preparação para o Mestrado começa 20 dias antes da data da iniciação, período no qual se deve criar um momento diário para reflexão e aconselhamento com os Mestres de Cura.

As recomendações anteriores também são válidas para o iniciante, o que certamente facilitará o vínculo energético com o mestre. Trata-se de orientações seguras, baseadas na lógica e no bom senso que todo praticante de holismo conhece. Todavia, algumas concessões não invalidam o processo iniciático. Alguns mestres estabelecem em 15 dias o prazo de preparação para o mestrado; quem não dispõe de 30 minutos diários de envio de Reiki para a multidão poderá, por exemplo, valer-se de 15 minutos etc.

Como todos os mestres de Reiki ensinam, nessa técnica não há certo ou errado, ou ainda culpa: mestre e iniciante harmonizam-se com a energia do Universo de maneira natural e amorosa, sem escrúpulos, fanatismo ou mistificação.

Antes da iniciação

Esta meditação pode ser feita na noite anterior à data iniciação, ou pela manhã, no próprio dia. Alguns mestres costumam fazê-la nos dias de contagem que antecedem o dia da iniciação. Pode, ainda, ser feita em qualquer ocasião (diariamente), desvinculada do processo de iniciação.

- Sentado confortavelmente, faça sete respirações profundas enquanto visualiza o símbolo 1, à sua frente, na altura do chacra do terceiro olho.
- Ao inspirar, sinta que absorve o símbolo 1. Ao expirar, deixe fluir qualquer emoção, sensação ou sentimento indesejável para o momento (cansaço, dúvidas, raiva etc.).
- Visualize o símbolo 7 acima da cabeça e estabeleça a conexão desejada para o momento (Mestres de cura, novo conhecimento, intuição etc.)
- Visualize, então, o símbolo 7 no chacra coronário e o símbolo 6 na nuca, descendo até a base da coluna, enquanto faz três respirações profundas.
- Sinta-se grato por esse momento, por essa oportunidade.

Técnicas de Iniciação

Nível I

Parte 1

- Atrás do iniciante, <u>que estará com as mãos unidas, em forma de oração</u>, faça uma prece silenciosa, na qual solicita a ajuda de todos os seres de luz responsáveis pelo processo de iniciação. Estabeleça para você e para eles que se trata de uma iniciação de nível I.

- Visualize ou desenhe os símbolos 4 e 1 no chacra da palma da mão, e o 1 em frente ao corpo e em todos os chacras, estabelecendo que todos se abram para a luz.
- Visualize ou desenhe os símbolos 6, 5, 4, 3, 2 e 1 no ar, à sua frente. Então, visualize a energia dos símbolos preenchendo todo o ambiente.
- Posicione-se, então, atrás do iniciante e dos desenhos e trace o símbolo 6 nas costas do iniciante, do topo da cabeça até o final da coluna.
- Coloque suas mãos sobre o topo da cabeça do iniciante, feche os olhos, traga sua língua ao céu da boca, contraia o ponto Hui Yin e faça a respiração violeta. Mantenha o ponto contraído e a língua no céu da boca durante todo o processo, a não ser que se sinta incomodado, ou haja algum impedimento. Se precisar, expire e reinicie a contração.
- Afaste as mãos e imagine o símbolo 5 movendo-se no meio do seu cérebro. Inspire com o nariz e exale com a boca no chacra coronário do iniciante (topo da cabeça). Visualize o símbolo 5 saindo da expiração e entrando no chacra coronário do iniciante. Então, visualize o símbolo 5, na cor violeta, movendo-se no cérebro do iniciante e alojando-se na base do cérebro. Durante o processo, pense três vezes no mantra do símbolo e conduza a energia com a mão direita (esquerda, se for canhoto), tocando o topo da cabeça, a têmpora e o começo do pescoço do iniciante.
- Repita o processo com os símbolos 4, 2 e 3.
- Toque o ombro esquerdo do iniciante ou gentilmente traga suas mãos. as quais estarão unidas, à frente do chacra cardíaco, em forma de prece, ao topo da cabeça (as mãos sempre em forma de prece).
- Desenhe ou visualize o símbolo 1 no ar, acima das mãos do iniciante. Pense três vezes no mantra do símbolo e conduza a energia do símbolo, de modo a tocar com a mão direita (esquerda, se for canhoto) as mãos do iniciante, as têmporas e o começo do pescoço.

Veja, então, o símbolo movendo-se das mãos do iniciante até a base do cérebro.
- De modo suave, leve as mãos do iniciante à posição original, sempre em forma de prece, à frente do chacra cardíaco.

Parte 2

- À frente do iniciante, segure suas mãos, abertas, com sua mão esquerda (com a direita, se for canhoto: o mesmo vale para as indicações seguintes), na altura do chacra cardíaco.
- Com a mão direita, desenhe o símbolo 1 no ar, sobre as mãos do iniciante, mentalizando três vezes o mantra do símbolo, e conduza a energia do símbolo tocando três vezes, de maneira suave, as palmas das mãos do iniciante.
- Visualize o a entrada do símbolo nas mãos do iniciante. A seguir, traga as mãos dele de volta à posição original, sempre em forma de prece, à frente do chacra cardíaco.
- Toque as mãos do iniciante, fazendo-as descer até o umbigo, depois subindo ao terceiro olho e à coroa, descendo novamente ao umbigo e voltando à posição original. Durante o processo, você deve soprar, com a boca, e manter a ponta da língua no céu da boca e o ponto Hui Yin.
- Inicie os pés (opcional).

Parte 3

- Atrás do iniciante, coloque suas mãos sobre os ombros dele e, de olhos fechados, visualize através do chacra coronário a descida da energia do topo da cabeça do iniciante até o chacra básico (base da espinha).
- Veja uma bola de fogo vermelha, ou um ser, no chacra básico, e faça uma afirmação positiva para a mente do iniciante com a intenção de ser aceita pelo subconsciente dele, como "Você é um curador Reiki nível I confiante e de sucesso.", ou "O Amor Divino e a sabedoria

- guiam e o fortalecem sua prática do Reiki Nível I.", ou outra de sua escolha. Repita três vezes a mesma afirmação.
- Leve suas mãos juntas, colocando os polegares na base do crânio do iniciante. Visualize, então, uma porta abrindo-se e o símbolo 1 entrando por ela.
- Sele esse processo com a afirmação: "Eu agora selo esse processo de iniciação ao nível I, com sabedoria e amor divinos.". Repita três vezes a afirmação.
- Visualize, então, o fechamento e trancamento da porta, com o símbolo 1 dentro. Enquanto isso, sinta que o processo está sendo selado e que o iniciante está ligado à fonte de energia vital Reiki.
- Ponha suas mãos no ombro do iniciante, sinta que ambos foram abençoados pela experiência da iniciação e agradeça o momento.

Parte 4

- À frente do iniciante e com suas mãos à altura da cintura, as palmas viradas para o iniciante, inspire profundamente pelo nariz e exale devagar, pela boca, soltando o ponto Hui Yin e a língua, que estava ligada ao céu da boca.
- Durante a expiração, libere toda a energia residual do Reiki para o iniciante, com o intuito de que ele aja como uma bênção.
- Peça para o iniciante respirar lenta e profundamente e abrir os olhos devagar.
- Acolha carinhosamente o iniciante.

Nível II

Parte 1

- Atrás do iniciante, faça uma prece silenciosa, na qual solicite a ajuda de todos os seres de luz responsáveis pelo processo de iniciação. Estabeleça para você e para eles que se trata de uma iniciação de nível II.

- Visualize ou desenhe os símbolos 4 e 1 no chacra da palma da mão, e o 1 em frente ao corpo e em todos os chacras, estabelecendo que todos se abram para a luz.
- Visualize ou desenhe os símbolos 6, 5, 4, 3, 2 e 1 no ar, à sua frente. Então, visualize a energia dos símbolos preenchendo todo o ambiente.
- Posicione-se, então, atrás do iniciante e dos desenhos e trace o símbolo 6 nas costas do iniciante, do topo da cabeça até o final da coluna.
- Coloque as mãos sobre a cabeça do iniciante, contraindo o ponto Hui Yin e com a ponta da língua no céu da boca. Faça a respiração violeta.
- Visualize e exale o símbolo 5, com o respectivo mantra (três vezes) no chacra coronário do iniciante, conduzindo a energia até a base do cérebro (como na iniciação ao nível I).
- Repita o processo com o símbolo 4.
- Leve, então, as mãos do iniciante, que estavam à altura do chacra cardíaco, sempre em forma de prece, até o topo da cabeça.
- Visualize o símbolo 1 e conduza-o, das mãos do iniciante até a base do cérebro (Vide nível I.). Repita o processo com os símbolos 2 e 3.
- Leve as mãos do iniciante à posição original.

Parte 2

- À frente do iniciante, abra as mãos dele e desenhe ou visualize o símbolo 1 com o respectivo mantra repetido três vezes. Toque três vezes as palmas das mãos dele.
- Repita o processo com os símbolos 2 e 3.

Parte 3

- Atrás do iniciante, visualize a descida da energia. Veja a bola de fogo, faça a afirmação, especificando tratar-se de um curador do nível II (Vide orientações para a iniciação de nível I).

- Coloque os polegares na base do crânio do iniciante, visualize a porta e sele dentro os símbolos 2 e 3 (se preferir, 2, 3 e 1). Especifique tratar-se de uma iniciação de nível II (Vide orientações para a iniciação do nível I).
- Volte as mãos para os ombros do iniciante e faça o agradecimento.

Parte 4

- Faça a expiração como no nível I.

Nível III

Parte 1

- Atrás do iniciante, faça uma prece silenciosa, na qual solicita a ajuda de todos os seres de luz responsáveis pelo processo de iniciação. Estabeleça para você e para eles que se trata de uma iniciação de nível III.
- Visualize ou desenhe os símbolos 4 e 1 no chacra da palma da mão, e o 1 em frente ao corpo e em todos os chacras, estabelecendo que todos se abram para a luz.
- Visualize ou desenhe os símbolos 6, 5, 4, 3, 2 e 1 no ar, a sua frente. Então, visualize a energia dos símbolos preenchendo todo o ambiente.
- Posicione-se, então, atrás do iniciante e dos desenhos e trace o símbolo 6 nas costas do iniciante, do topo da cabeça até o final da coluna.
- Coloque as mãos sobre a cabeça do iniciante, contraindo o ponto Hui Yin e com a ponta da língua no céu da boca. Faça a respiração violeta.
- Visualize e exale o símbolo 5, com o respectivo mantra três vezes no chacra coronário do iniciante, conduzindo a energia até a base do cérebro, como na iniciação ao nível I.
- Leve, então, as mãos do iniciante, que estavam à altura do chacra cardíaco, sempre em forma de prece, até o topo da cabeça.
- Visualize o símbolo 4 e conduza-o, das mãos do iniciante até a base do cérebro (Vide nível I.). Repita o processo com os símbolos 1, 2 e 3.
- Leve as mãos do iniciante à posição original.

Parte 2

- À frente do iniciante, abra as mãos dele e desenhe ou visualize o símbolo 4 com o respectivo mantra repetido três vezes. Toque três vezes as palmas das mãos dele.
- Repita o processo com os símbolos 1, 2 e 3.

Parte 3

- Atrás do iniciante, visualize a descida da energia. Veja a bola de fogo, faça a afirmação, especificando tratar-se de um curador do nível III (Vide orientações para a iniciação de nível I.).
- Coloque os polegares na base do crânio do iniciante, visualize a porta e sele dentro o símbolo 4 (se preferir, 4, 3, 2 e 1). Especifique tratar-se de uma iniciação de nível III (Vide orientações para a iniciação do nível I.).
- Volte as mãos para os ombros do iniciante e faça o agradecimento.

Parte 4

- Faça a expiração como no nível I.

Mestrado

Parte 1

- Faça a prece, estabelecendo tratar-se de uma iniciação de Mestrado.
- Visualize os símbolos 5 e 1 nas palmas das mãos e o símbolo 1 em frente ao seu corpo e em todos os chacras.
- Visualize ou desenhe os símbolos 6, 5, 4, 3, 2 e 1 no ar, a sua frente.
- Então, visualize a energia dos símbolos preenchendo todo o ambiente.
- Atrás do iniciante, leve as mãos dele ao topo da cabeça, faça a respiração violeta, visualize o símbolo 5 e exale sobre as mãos do iniciante, conduzindo a energia até a base do cérebro.
- Visualize o símbolo 6 acima das mãos do iniciante, conduzindo a energia até a base do cérebro.

- Proceda da mesma maneira com os símbolos 4, 1, 2 e 3, nessa sequência.
- Leve as mãos do iniciante de volta à posição original.

Parte 2

- À frente do iniciante, abra as mãos dele, desenhe ou visualize o símbolo 5 acima das mãos, conduza-o até as palmas, as quais devem ser tocadas três vezes.
- Repita o processo com os símbolos 6, 4, 1, 2 e 3, nessa sequência.

Parte 3

- Atrás do iniciante, visualize a descida da energia, como uma bola de fogo dourada, até o final da coluna. A cor deve ser diferente da das iniciações em outros níveis.
- Faça a afirmação, especificando tratar-se de um Mestre de Reiki.
- Coloque os polegares na base do crânio, visualize a porta e sele dentro o símbolo 5 (se preferir, 5, 4, 3, 2 e 1), especificando tratar-se de uma iniciação de Mestrado.
- Volte as mãos para os ombros do iniciante e faça o agradecimento.

Parte 4

- Faça a expiração como no nível I.

Iniciação de Cura

Recomendada em casos de doenças terminais, de processos antigos de desequilíbrio mental e de tratamento de drogas ou de dependência ao alcoolismo. Essa iniciação não habilita o iniciante a ser terapeuta reikiano, contudo permite que o mesmo receba a enorme carga energética gerada pelo processo de iniciação.

A iniciação de cura, portanto, acelera o processo de autocura, à medida em que corresponde à quantidade de 100 a 1000 aplicações, conforme a capacidade áurica de absorção do paciente.

Nessa iniciação, as mãos do paciente deverão ficar ao lado do corpo, descansando sobre as pernas, e não na posição usual das outras iniciações.

Parte 1

- Faça a prece, de modo a estabelecer que se trata de uma iniciação de cura.
- Visualize os símbolos 4 e 1 nas mãos.
- Visualize o símbolo 1 na frente do corpo e em todos os chacras.
- Visualize os símbolos 7, 6, 5, 4, 3, 2 e 1 no ambiente.
- Trace o símbolo 6 nas costas do paciente.
- Coloque as mãos no topo da cabeça do paciente, faça a respiração violeta, visualize o símbolo 5 e exale sobre a cabeça do paciente.
- Então, conduza a energia, tocando com a mão direita (esquerda, se for canhoto) o topo da cabeça, o meio da cabeça e as costas (na altura do coração) do paciente.
- Faça o mesmo com os símbolos 4, 1, 2 e 3.

Parte 2

- À frente do paciente, visualize o símbolo 5 acima da cabeça dele e conduza a energia, tocando suavemente a região do terceiro olho, o coração e o umbigo.
- Então, dê três toques suaves na região do meio da testa do paciente.
- Faça o mesmo com os símbolos 4, 1, 2 e 3.
- Após visualizar todos os símbolos, à frente do paciente, com os braços abertos e as palmas das mãos viradas para ele, respire profundamente e exale, de modo a levar a energia dos pés do paciente para a cabeça, da cabeça para os pés e novamente para a cabeça, soltando o ar.
- Observe a negatividade desprendendo-se do corpo e do campo áurico do paciente.

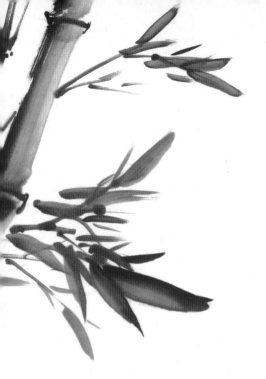

20

Algumas Perguntas

Importa lembrar que as discussões sobre Reiki estão abertas. A Energia Universal é infinitamente superior à nossa capacidade atual de compreensão, os sistemas que com ela trabalham são múltiplos, pesquisas e descobertas científicas, dentre outros, nos fazem rever padrões e referências etc.

O diálogo amoroso e fraterno amplia o conhecimento e a experiência com o Reiki. O assunto não se esgota. A bibliografia disponível (livros, sítios na Internet, apostilas de cursos etc.) apresenta caminhos de compreensão maior, informações atualizadas, mas também contradições, discordâncias, opiniões infundadas, mistificações, dados incorretos, avaliações pessoais que parecem querer aprisionar a Energia.

O Reiki é divino, toca nossa porção divina, bem como nossa humanidade. É manipulado por seres humanos imperfeitos, com carismas distintos, qualidades positivas e defeitos. Certamente cada um de nós busca no Reiki um auxílio para melhorar a si mesmo e contribuir para a elevação do mundo do qual fazemos parte, composto tanto de luz quanto de sombra.

1. Reiki dá sorte ou azar?

Reiki é amor. Muitas vezes, após as iniciações (e/ou mesmo durante um tratamento), algumas pessoas perdem o emprego, terminam relacionamentos, passam por decepções, ficam irritadas, têm reações físicas desagradáveis, sintomas de doenças se agudizam etc. Tudo isso, porém, deve ser compreendido num contexto maior de limpeza energética (e mesmo física), já que o Reiki funciona como uma espécie de catalisador. Deve-se, portanto, refletir se aquele emprego realmente fazia diferença, se o relacionamento era verdadeiramente saudável, se determinadas reações psicofísicas desagradáveis não estão abrindo espaço para uma realidade mais suave etc.

Para compreender melhor os efeitos do processo de iniciação e das aplicações (para alguns, mais suaves, para outros, mais intensos), vide as considerações sobre os chamados 21 dias.

2. O reikiano precisa ser vegetariano?

Não necessariamente, pois isso é uma decisão de índole pessoal. Os mestres costumam seguir alguma dieta especial nos dias anteriores aos cursos e às iniciações, bem como nos dias em que essas atividades ocorrerão. Contudo, tais sugestões variam conforme as tradições de Reiki, o histórico de cada mestre, assim como seu estado de saúde etc. Por exemplo, alguns são adeptos do jejum nos dias de cursos e iniciações, outros se alimentam de maneira mais leve etc.

Certamente uma alimentação equilibrada, e mesmo vegetariana, encontra espaço na vida de um terapeuta holístico, vale dizer, aquele que trata do corpo, da mente e do espírito de seus pacientes e, claro, deve investir na cura de si mesmo e no autoconhecimento.

Nada impede a um vegetariano (reikiano ou não) de comparecer a um churrasco e alimentar-se de pratos que não contenham carne. Deve-se estar atento para que opções pessoais como o vegetarianismo não inflem o ego sutil a ponto de segregar outras pessoas que não comungam das mesmas ideias e práticas.

3. Para ser reikiano é necessário abster-se de álcool e de cigarro?

Para os que preferem consumir álcool, sugere-se moderação. Para iniciações, as sugestões assemelham-se às do consumo de carne. Todavia, se alguém precisar conduzir iniciações ou fazer aplicações, mesmo que tenha consumido álcool, faça-o tranquilamente, pois os guias espirituais o auxiliarão.

Na busca por uma melhor qualidade de vida, muitos reikianos tornam-se abstêmios, outros diminuem drasticamente o consumo de álcool, ou ainda o consomem de maneira moderada apenas em ocasiões especiais. Nada impede o reikiano abstêmio de ter vida social e frequentar festas, bares em que se sinta à vontade e possa realmente divertir-se com alegria genuína.

Seja qual for a sua opção, bom senso e equilíbrio são boas medidas.

O mesmo vale para o cigarro. Caso o reikiano realmente não deseje abandonar o vício (O Reiki, naturalmente, poderá auxiliá-lo no processo de desapego do cigarro.), esteja atento para não fumar no ambiente em que faz aplicações e/ou conduz iniciações, bem como aos odores do cigarro, uma vez que os pacientes/iniciantes poderão se incomodar, principalmente se não forem fumantes. Vale lembrar que tais odores são difíceis de serem disfarçados. Em cursos e iniciações, mesmo que o iniciante tenha fumado horas antes do curso, ou mesmo durante o intervalo, em ambiente externo, no momento da iniciação, no recinto destinado para tal, quando conduzo o processo, costumo sentir determinados odores, o que em nada desabona a iniciação, mas, por vezes, provoca certo desconforto. De qualquer forma, a liberdade do iniciante é respeitada, uma vez que nos locais dos cursos/das iniciações isso não acontece, o que certamente incomodaria a todos.

4. Quais as diferenças básicas entre Reiki e outras técnicas de trabalho energético?

Grosso modo, são as seguintes:

Energia Prânica (Prana, Chi ou Ki) – Objetiva, principalmente, vitalizar os corpos físico e etérico. Para se atingir outros corpos, torna-se, portanto, necessário utilizar técnicas complementares. Apresenta polaridade. A fim de se obter maior eficácia, torna-se necessário o conhecimento prévio do estado físico do paciente e amplo conhecimento sobre a técnica. Pelo fato de esse processo de cura utilizar a energia pessoal do aplicador, depende de seu estado físico, mental e/ou espiritual, podendo, ainda, causar-lhe desgaste.

Energia Mental ou Espiritual (Prana + Plasma Espiritual) – Objetiva, principalmente, transmitir um entendimento intuitivo com vistas a afetar a atitude mental (consciente) e as impressões emocionais (mente subconsciente). Pelo fato de depender de um processo de sintonia complexo e frágil, exige controle restrito do pensamento, das emoções, dieta alimentar, atitudes e hábitos. Necessita da aceitação do paciente no processo de cura e, muitas vezes, da fé como ampliador. Trata-se da soma da energia de um estado mental específico do terapeuta em sintonia com energia de planos superiores ainda pertencentes ao campo eletromagnético do planeta.

Energia Cósmica (Reiki) – Objetiva sintonizar o paciente com seu próprio ser espiritual, de modo a fortalecer e clarear a mente, cujas consequências são o equilíbrio das emoções, a reorganização da energia dos corpos físico e etérico, a limpeza dos meridianos, dos nadis e do campo eletromagnético e o despertar de sentimentos como compaixão, perdão e igualdade. Pelo fato de promover o realinhamento dos canais captadores de energia no corpo eletromagnético para a absorção da Energia Cósmica, essa técnica não provoca desgaste da energia do aplicador, nem depende de seu perfeito equilíbrio físico, mental ou espiritual. Permite, ainda, ao aplicador a constante absorção da Energia.

5. *Reiki altera o metabolismo?*

Geralmente quem recebe Reiki se sente tranquilo, relaxado e por vezes cochila, em especial nos casos de aplicação presencial, ou a distância, quando o receptor está prestes a cochilar, ou acamado etc. O mesmo vale para a autoaplicação, sobretudo quando se está deitado ou sentado em posição confortável. Algumas pessoas sentem fome logo após as sessões, ou maior necessidade de urinar, dentre outras reações. No âmbito psicofísico, ainda, há quem chore, ria etc. As reações são muitas, algumas prazerosas, outras nem tanto, sobretudo no início do tratamento ou nos dias subsequentes às iniciações. Existem, por exemplo, pessoas que não se sentem à vontade em se aplicar ou receber Reiki após uma refeição mais pesada. Por isso aconselha-se alimentação leve antes das sessões. De qualquer forma, Reiki promove uma limpeza completa, holística (corpo-mente-espírito): para cada identidade, para cada situação, reações diferentes.

6. Por que, durante algumas aplicações, os reikianos bocejam?

Segundo algumas experiências, por vezes quem recebe Reiki parece sentir que, com o tempo, a Energia não causa o mesmo efeito. Na verdade, o organismo já está mais forte e mais equilibrado do que nas aplicações iniciais. A Energia, portanto, continua a agir, porém de modo mais sutil.

Nesse contexto, muitas vezes, quando o aplicador boceja – salvo se estiver com sono –, isso representa a circulação da Energia. Entretanto, isso se manifesta de diversas maneiras, uma vez que cada aplicador é único. Por exemplo, quando faço a autoaplicação, dificilmente bocejo, a não ser que esteja com sono, adoentado ou faça uma aplicação tópica numa região onde há tempos não aplicava, ou ainda, quando me utilizo de uma nova maneira de trabalhar o Reiki (uso e abuso da criatividade). Quando aplico em outras pessoas, mesmo a distância, ou em lugares etc., geralmente bocejo.

Trabalhos com Energia devem ser encarados com naturalidade. Em outras técnicas, e não apenas com Reiki, há relatos de arrotos e gases, independentemente da alimentação do aplicador; o que não o exime de uma dieta equilibrada, a fim de as aplicações serem confortáveis para todos. Frank Arjava Petter comenta sobre reikianos que por vezes têm ereções durante as aplicações. Para esses casos, sugere respirar fundo, concentrar-se e, naturalmente, retomar as aplicações.

A respeito do bocejo, observe-se ainda os comentários de Valcapelli e Gasparetto no capítulo **A Cura**. Certamente, aqui, os comentários podem aplicar-se tanto ao destinatário/receptor, ao ambiente, ao aplicador, embora seja este último a bocejar. Afinal, quem aplica Reiki em outrem (pessoa, ambiente etc.) também o recebe durante as sessões e, portanto, trata de si.

7. Crianças podem ser iniciadas em Reiki?

Há mestres que iniciam crianças no nível I para elas se tornarem instrumentos de autocura e de cura do ambiente, de pessoas etc. Tudo é feito com muita suavidade e muito respeito à compreensão do iniciante. Também costuma-se iniciar bebezinhos, sobretudo em situação de risco, como quando estão em incubadoras.

Já outros mestres preferem iniciar pessoas a partir da adolescência, quando se tem compreensão mais abrangente do significado e da ação do Reiki. Para os outros casos, utilizam-se da chamada Iniciação de Cura.

8. Plantas e animais podem ser iniciados em Reiki?

Embora alguns mestres não se sintam confortáveis com essa prática, existem os que iniciam plantas e animais, a fim de harmonizar o ambiente (plantas), transmitir a Energia Universal (animais) para ambientes, pessoas etc. Além disso, a própria iniciação favorece a cura e o desenvolvimento saudável de plantas e animais. Nesse sentido, dentre os mestres adeptos dessas iniciações, há os que preferem conduzi-las em caso de doenças ou de situação terminal, tanto das plantas quanto dos animais.

9. Reiki pode fazer algum mal?

Como a Energia não é polarizada, Reiki não pode fazer mal a ninguém. Portanto, nem a aplicação nem os símbolos terão efeito deletério se utilizados em rituais para prejudicar alguém. Entretanto, conforme a lei de causa e efeito, o que for projetado de mal para outrem, certamente retornará para o emissor.

Alguns reikianos, por desinformação ou mistificação, costumam afirmar que se um iniciado não se utilizar dos símbolos poderá ter problemas de saúde. Além de a experiência não comprovar essa hipótese, se isso realmente ocorresse, não estaria de acordo com a essência amorosa da Energia. Trata-se, portanto, de mais um mito – negativo, por sinal – ligado ao Reiki.

10. Se um reikiano não fizer aplicações constantes (em si, no ambiente, em terceiros etc.), terá de passar por novas iniciações?

Uma vez iniciado, sintonizado, com os canais abertos, o reikiano torna-se instrumento da Energia. Mesmo que não faça aplicações durante um período de tempo, poderá reiniciá-las sem problemas.

A iniciação, além de sintonizar o iniciante, é uma "super aplicação". De forma amorosa, alguns mestres, quando se encontram, costumam trocar iniciações. Frank Arjava Petter relata ter trocado iniciações com outros mestres quando esteve no monte Kurama.

11. Para a aplicação de Reiki a distância, é necessário que o receptor esteja em casa?

Alguns reikianos acreditam que, se enviarem Reiki a distância para alguém que esteja dirigindo, por exemplo, ele pode cochilar e provocar/sofrer um acidente. Se isso fosse verdade, os reikianos que embarcam num ônibus ou em outro veículo deveriam ser desaconselhados a enviarem Reiki para o motorista! Na verdade, como a Energia é inteligente e transcende tempo e espaço, ela chegará ao receptor da maneira mais confortável para ele. Além disso, não haverá efeito colateral. Se o aplicador ainda tiver escrúpulos, poderá, ao enviar Reiki, programar para que o destinatário o receba, por exemplo, no momento de dormir.

Por outro lado, se for possível marcar um horário para que o receptor esteja em casa, relaxado, certamente esse tempo de acolhimento será benéfico para ele.

Há quem sustente que, numa aplicação a distância, se o reikiano se distrai, a Energia deixa de fluir. Ora, seja em aplicações presenciais ou a distância, é natural o aplicador distrair-se. Por mais que se medite, se concentre, isso acontece. Alguns, inclusive, parecem dividir-se em dois: a cabeça aérea, em devaneios, enquanto as mãos, natural e intuitivamente, percorrem o corpo do receptor (aplicações presenciais). Ou ainda, mesmo com os pensamentos mais diversos, ao mesmo tempo, visualizam e/ou sentem a imagem do receptor (aplicações a distância).

Muitas vezes, o excesso de zelo, mais do que ajudar, prejudica, cria mitos, amarras, as quais, felizmente, não invalidam o trabalho amoroso com o Reiki. Acolhamos amorosa e compassivamente esses comentários, entretanto sem perder o senso crítico, a razão, companheiros, pois mais do que nunca são necessários à intuição em momentos de tantas distorções no campo da espiritualidade, na área holística.

12. Existe um tempo mínimo entre a iniciação a um nível e a outro?

Não. Há mestres, inclusive, que costumam conduzir iniciações aos níveis I e II no mesmo dia. Entretanto, é interessante que entre um nível e outro o iniciante vivencie ao menos o período de 21 dias, como experiência de limpeza energética e de autoconhecimento, para então passar à fase seguinte.

Houve quem me escrevesse e fizesse os níveis I, II e III numa semana apenas e desejasse iniciar-se no mestrado logo em seguida. Amorosamente, aconselhei o iniciante a não fazer isso. Não porque haveria algum efeito colateral (Evidentemente, o trabalho interior seria acelerado e talvez a pessoa vivenciasse algum desconforto extra.), mas porque certamente se perderia a beleza do processo, da vivência. Em analogia com a relação sexual, seria como reduzi-la à penetração, sem o beijo, as preliminares, os carinhos criativos e amorosos, a sedução dos amantes etc.

13. Como saber se após a iniciação a Energia foi ativada?

Das várias sugestões, a mais prática é fazer-se autoaplicações e aplicações. Após as iniciações, em alguns cursos, os mestres pedem/sugerem que os participantes apliquem Reiki em seus colegas, a fim de vivenciarem o processo e partilharem experiências.

Por vezes, um ou outro iniciado, consciente ou inconscientemente pode tentar bloquear a Energia, não se sentir digno, evocar medos etc. Com a orientação segura do mestre (instrutor), se sentirá mais seguro para deixar a Energia amorosamente fluir.

14. Para ser reikiano é necessário inscrever-se em algum sindicato ou em alguma associação?

Embora haja associações de reikianos, e mesmo sindicatos de terapeutas holísticos, os quais possuem importante função social, o que caracteriza o reikiano não é nenhuma filiação nem mesmo o certificado, e sim a iniciação/sintonização. Cada qual, portanto, filie-se ou não conforme o seu coração, a empatia com a instituição e, claro, a legislação vigente em cada país.

15. É possível organizar um grupo de Reiki para atender/iniciar em hospitais e prisões, por exemplo?

Sim. Antes, deve-se pedir autorização às autoridades competentes, estudar bem o ambiente, a fim de se planejar melhor as atividades, conforme os horários pré-estabelecidos, as condições do ambiente etc. O grupo poderá ser coordenado por um mestre e/ou reikiano mais experiente. Com o intuito de facilitar a identificação, poderá também criar uma camiseta com o nome do grupo, um logo (o próprio ideograma Reiki, por exemplo) etc.

16. Para as aplicações e iniciações é necessário trajar alguma roupa especial e/ou paramento?

A regra é o bom senso. Quando se aplica num familiar, num amigo próximo, por exemplo, pode-se estar de bermuda e camiseta regata. Já no atendimento a pacientes, essa roupa poderá causar estranhamento, e ele não ficará à vontade. O mesmo vale para decotes excessivos e outras roupas que deixem o paciente desconfortável em relação ao terapeuta, o qual deve, evidentemente, primar por roupas confortáveis. Vale a pena também escolher carinhosamente as cores da roupa.

Não há paramentos ou roupas especiais para aplicações, embora tenho encontrado quimonos à venda para aplicações, certamente inspirados na cultura japonesa onde viveu Mikao Usui. Contudo, isso não é obrigatório nem mesmo necessário.

CORES	SÍNTESE DAS CORRESPONDÊNCIAS
Vermelho	Vitaliza e ameniza dores. Energético.
Laranja	Favorece o otimismo. Estimulante.
Amarelo	Estimula os sistemas nervoso e digestivo. Bom para o intelecto.
Verde	Favorece o equilíbrio e proporciona a sensação de frescor.
Azul	Acalma e harmoniza.
Índigo	Atua na corrente sanguínea e na intuição.
Violeta	Combate problemas pulmonares. Purificador.

17. Pode-se utilizar o ideograma Reiki como símbolo?

Certamente. Frank Arjava Petter deliberadamente aconselha o seu uso, dada a força energética do ideograma. Assim como outros símbolos são utilizados com finalidades específicas, o ideograma Reiki pode, por exemplo, ser utilizado no início e no final de sessões, como uma espécie de selo, de portal a contextualizar o momento das aplicações.

18. Pode-se enviar Reiki para falecidos?

Da mesma forma como preces e vibrações as mais diversas podem (e devem) ser enviadas aos desencarnados, pode-se fazer o mesmo com as aplicações de Reiki. Sobretudo com o apoio do símbolo Hon-Sha-Ze-Sho-Nen, o passado, o presente e o futuro dos desencarnados receberá luz, de modo a facilitar sua caminhada rumo à evolução. As aplicações certamente auxiliam os desencarnados a se desapegarem do mundo físico, bem como de sensações e pensamentos deletérios (como culpa, vingança, possessividade), a se conscientizarem de seu novo estado e a se prepararem para a(s) nova(s) etapa(s).

19. Quando um reikiano reencarna, é necessário iniciar-se novamente no Reiki?

Nem todos os encarnados temos a experiência/a vivência iniciática de Mikao Usui, embora, evidentemente, ela possa acontecer a quem se sintonizar com a Energia de outras maneiras que não por meio da iniciação (Quem somos nós para colocarmos limites à sabedoria do Universo?). Todavia, de modo geral, caso alguém tenha consciência de já ter sido iniciado no sistema Reiki em outra existência, convém passar por nova(s) iniciação(ões), uma vez que, ao se revestir do corpo físico, iniciará novos passos da caminhada, devendo, portanto, sintonizar-se com a estrutura e a ambiência deste planeta. Ainda que em determinados casos isso não fosse necessário, as iniciações possibilitam, além das trocas de experiências e de aprendizado de outras terapias holísticas, a oportunidade de o iniciado registrar seus conhecimentos por meio de certificados, o que, aos olhos da lei e da sociedade, torna-se importante instrumento para diferenciar o trabalho terapêutico sério e consciente (de terapeutas "formados" e/ou "espontâneos") dos embustes e charlatanices cometidos por tantos irmãos que alimentam o ego sutil, considerando-se verdadeiros gurus (no sentido pejorativo) da comunidade.

20. Por que alguns símbolos Reiki são ideogramas japoneses?

A maioria dos símbolos Reiki Usui Tibetano apresentam traçados ditos universais, isto é, presentes em diversas culturas (como os compostos por espirais, como os símbolos 1 e 5; o símbolo 2, que evoca a figura do dragão; o símbolo 6, em formato de raio). Entretanto, os símbolos 3 e 4, registrados em forma de ideograma, certamente foram assim identificados por Mikao Usui em virtude do contexto histórico-social no qual estava inserido. Quando, porém, se estudam os significados de cada item dos ideogramas, percebe-se que tanto os traçados quanto cada significado possuem também mensagens universais, ecumênicas.

21. Se alguém é iniciado no nível I de determinado sistema e pretende fazer o nível II em outro, precisa antes iniciar-se no nível I desse outro sistema?

Embora com o tempo, a prática e a experiência, um reikiano costume valer-se de símbolos de diversos sistemas e tradições, quando pretende iniciar-se em determinado sistema, aconselha-se a fazê-lo de maneira linear, isto é, passando pelos níveis de maneira sequencial, a fim de vivenciar todo o processo. Dessa maneira, por exemplo, se alguém é iniciado em qualquer nível do Reiki sistema Usui e pretende iniciar-se no sistema Karuna deve começar pelo nível I.

Em termos comparativos: um dentista (sistema A) pode aprender técnicas específicas com um anestesista (símbolos do sistema B), porém, para tornar-se anestesista (sistema B) deverá fazer um curso específico (iniciação ao sistema B).

Certamente os terapeutas iniciados pelo Reiki Integrado ou por alguns outros sistemas trabalham de maneira diversa.

22. Pode-se aplicar Reiki em qualquer ambiente?

Sim, Reiki pode ser aplicado em qualquer ambiente (quartos, outras dependências de uma casa, locais públicos etc.), entretanto, no caso de atendimento terapêutico profissional, deve-se ter um espaço próprio, mesmo na própria casa do terapeuta, previamente preparado. Num ambiente arejado e tranquilo, o paciente se sentirá mais à vontade para se entregar às aplicações, dialogar com o terapeuta, abrir-lhe o coração. Dessa forma, se estabelecerá com maior propriedade o vínculo de confiança e de respeito mútuo.

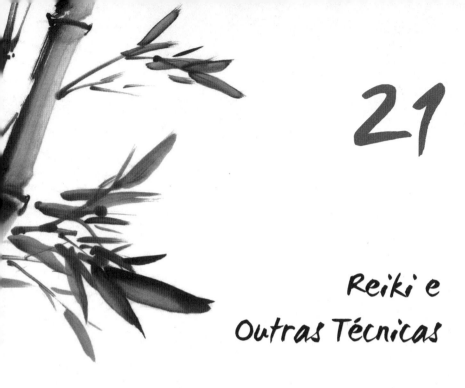

21

Reiki e Outras Técnicas

Ao longo dos anos, o Reiki tem-se tornado um dos instrumentais mais populares nos tratamentos holísticos. Por essa razão, terapeutas com formações diversas iniciam-se, assim como reikianos procuram aprofundar técnicas e habilitar-se em outras áreas do holismo. O resultado, bastante positivo, amplia o leque de variedades de tratamento tanto para terapeutas quanto para pacientes.

Sobretudo com o uso do símbolo 2, pode-se programar aplicações, a fim de que se repitam de tempos em tempos, por um prazo determinado ou *ad infinitum*.

A formação de um terapeuta holístico deve ser sólida. No caso do Reiki, se basta a iniciação para tornar alguém reikiano (inclusive bebês, como visto), para trabalhar como terapeuta é necessário o curso de formação, o diálogo com o mestre, reflexões sobre alguns procedimentos (Deve-se ou não tocar o cliente? E se durante a sessão o cliente começar a chorar e a relatar traumas passados? etc.), debate sobre questões éticas etc. Em alguns países, há legislações específicas mais rigorosas para o trabalho do terapeuta holístico, em outros não. A questão do toque físico, em algumas localidades, tornou-se até mesmo um tabu, o que exige cuidados especiais. Em suma, há uma série de questões importantes a serem debatidas em cursos de formação.

Conheci ótimos e amorosos terapeutas intuitivos, os quais, por vezes, desdenhavam um pouco do chamado conhecimento intelectual e/ou sistemático. Isso é muito comum na área holística. Por exemplo, um terapeuta do toque que trabalhe sobre orientação espiritual direcionada pode considerar desnecessário estudar Fisiologia, Anatomia etc.

Por que não continuar a trabalhar com os guias espirituais e aperfeiçoar o conhecimento do corpo humano (e, portanto, terreno), com o intuito de amplificar o tratamento, poder oferecer ao cliente respostas já específicas (Já que este não estará necessariamente em contato direto com os guias.) e até mesmo enfrentar problemas com a Lei pela ausência de um certificado/curso de formação no currículo do terapeuta? Não seria o ego sutil inflado a sugerir ao terapeuta ser desnecessário estudar mais?

No caso de casas espíritas e outras comunidades espiritualistas/religiosas, ou mesmo de médiuns que trabalham individualmente (benzedeiras, tarólogos intuitivos, isto é, que sempre leram cartas sem que ninguém lhes ensinasse e outros), a terapêutica é sobretudo espiritual. Mesmo assim, nas comunidades espiritualistas e/ou religiosas geralmente há treinamento e acompanhamento do trabalho, com o intuito de não haver mistificações, desserviços, informações incorretas, falsos diagnósticos etc. Médiuns que trabalham individualmente também procuram aperfeiçoar conhecimentos e práticas, afinar a intuição, promover um diálogo seguro e claro com os clientes etc.

Os clientes devem, sim, manter o senso crítico, a atenção, escolher bem para quem abrir o coração e o espírito. Todavia, sobretudo, em situações de fragilidade extrema, o bom senso pode ficar embotado. Nesses casos, principalmente, caberá ao terapeuta criar um ambiente seguro e amoroso de acolhimento e encaminhamento da cura.

Terapia do Toque (Massoterapia)

Bastante prazerosa para cliente e terapeuta é a aplicação de símbolos Reiki durante os toques. Além disso, com o uso do símbolo Hon-Sha-Ze-Sho-Nen pode-se trabalhar mais a fundo lesões, nos mais diversos níveis (físico, emocional etc.).

Tarô e demais oráculos

Além da aplicação de símbolos durante as consultas, os próprios oráculos podem receber Reiki quando são energizados e/ou consagrados etc.

Ioga

Em sessões de Ioga pode-se fazer a autoaplicação (determinadas asanas favorecem o processo de aplicação com as mãos), bem como visualizar símbolos Reiki, sobretudo em regiões específicas do corpo que precisem de maior atenção. Vale lembrar que não apenas o corpo físico será beneficiado.

Casa espírita e outras comunidades espiritualistas/religiosas

Algumas casas espíritas e outras comunidades espiritualistas e/ou religiosas utilizam-se das aplicações de Reiki, uma vez que a Energia Universal não se circunscreve a este ou aquele credo, a esta ou àquela doutrina. Tais comunidades, aliás, costumam valer-se também da Cromoterapia e de outras técnicas.

O trabalho com Reiki é um ótimo exemplo da vivência do ecumenismo.

Homeopatia

A fim de dinamizar os efeitos benéficos dos remédios homeopáticos, pode-se aplicar Reiki nos mesmos.

Alopatia

As aplicações diminuem os efeitos agressivos desses remédios no organismo.

Florais

Com o mesmo princípio das aplicações para remédios homeopáticos, o Reiki também é utilizado em florais.

Essências

No processo de confecção de essências, costuma-se também aplicar Reiki. Portanto, literalmente, quando se utilizam tais essências (aplicação, borrifação etc.), espalha-se Reiki.

Presentes

Presentear é uma ótima terapia. Além de exercitar os gestos de dar e receber, pode-se aplicar Reiki no presente, de modo a energizá-lo e, consequentemente, ofertar também a Energia ao presenteado.

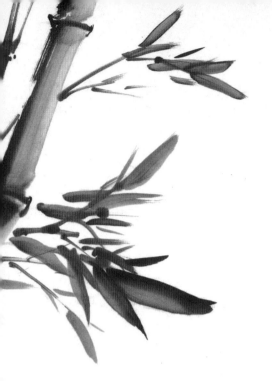

22

Bibliografia

(Fontes de consulta – textos, fotos e imagens).

Quadros, tabelas e informações disponíveis neste livro foram retirados e/ou adaptados da prática do Reiki, bem como do material apontado na bibliografia. A fim de facilitar a leitura e evitar excessos de notas de rodapé, ao longo do texto não apontei as fontes. No caso de livros, quando houver diversas edições disponíveis, não serão feitas indicações de data de publicação nem de número de edição.

Livros

ANDRADE, Terezinha. *Reiki – O agente da cura*. Porto Alegre: Kuarup, 1996.

ATREYA. *Prana: O Segredo da Cura pelo Yoga*. São Paulo: Pensamento, 2000 (tradução de Pedro S. Dantas Júnior).

BARBOSA Jr., Ademir (Prof. Dermes). *Guia Prático de Ervas Medicinais*. São Paulo: Digerati/Universo dos Livros, 2004.

BARBOSA Jr., Ademir (Prof. Dermes). *O Sapo Voador*. São Paulo: Hedra, 2001.

BRENNAN, Bárbara Ann. *Mãos de Luz: Um Guia para a Cura através do Campo de Energia Humana*. São Paulo: Pensamento. (tradução de Octavio Mendes Cajado).

DERMES, Prof. *Segredos para o Vestibulando – do CDF ao ZEN*. São Paulo: Panda, 2004.

DETHLESFSEN, Thorwald e DAHLKE, Rüdiger. *A Doença como Caminho: Uma Visão Nova da Cura como Ponto de Mutação em que um Mal se Deixa Transformar em Bem*. São Paulo: Cultrix (tradução de Zilda Hutchinson Schild).

DEWHURST-MADDOCK, Olivea. *A Cura pelo Som*. São Paulo: Madras, 1999. (tradução de Andréa da Silva Medeiros).

DIRIE, Waris e MILLER, Cathleen. *Flor do Deserto*. São Paulo: Hedra, 2001 (tradução e posfácio de Ricardo Lísias).

ESTÉS, Clarissa Pinkola. *Mulheres que Correm com os Lobos: Mitos e Histórias do Arquétipo da Mulher Selvagem*. 12ª ed., Rio de Janeiro, Rocco, 2004. (tradução de Waldéa Barcellos).

HAY, Louise L. *Você Pode Curar Sua Vida: Como Despertar Ideias Positivas, Superar Doenças e Viver Plenamente*. São Paulo: Editora Best-Seller (tradução de Evelyn Kay Massaro).

HUTTON, J. Bernard (com a colaboração de George Chapman). *Mãos que Curam: Um Relato Objetivo e Convincente de Curas Espirituais*. São Paulo: Pensamento (tradução de Sílvio Neves Ferreira).

KLINK, Amyr. *Cem Dias entre Céu e Mar*. São Paulo: Companhia dos Livros, 2005.

KORNFIELD, Jack. *A Arte do Perdão, da Ternura e da Paz*. São Paulo: Cultrix, 2004.

_____. *Um Caminho com o Coração*. São Paulo: Cultrix. (tradução de Merle Cross e Melania Scoss).

LEADBEATER, C. W. *Os Chakras ou Os Centros Magnéticos Vitais do Ser Humano*. São Paulo: Pensamento, 1974. (tradução de J. Gervásio de Figueiredo)

LELOUP, Jean-Yves. *O Corpo e seus Símbolos: Uma Antropologia Essencial.* 4ª ed., Petrópolis: Vozes, 1999.

MAY, Dorothy. *Reiki Arquetípico – Cura Espiritual, Emocional e Física*. São Paulo: Cultrix. (tradução de Euclides L. Calloni)

MOUTAIN DREAMER, Oriah. *A Dança: Acompanhando o Ritmo do Verdadeiro Eu*. Rio de Janeiro: Sextante, 2003. (tradução de Cláudia Gerpe Duarte)

NEJAR, Carlos. *Breve História do Mundo*. Rio de Janeiro: Ediouro, 2003.

NETTER, Marcos. *Reiki: Livre e sem Mestre*. Rio de Janeiro: Alta Books.

OSHO. *Neo-Tarô*. 3ª ed., São Paulo: Madras, 1997.

NICHOLS, Sallie. *Jung e o Tarô: Uma Jornada Arquetípica*. São Paulo: Cultrix. (tradução de Octavio Mendes Cajado).

PENCZAK, Christopher. *A magia do Reiki*. São Paulo: Pensamento, 2006. (tradução de Rosane Albert)

PACHECO, Bruno. *Pocket Zen: 100 Histórias Budistas para Meditar*. Rio de Janeiro: Record/Nova Era, 2004.

PARAMAHAMSA YOGANANDA. *Autobiografia de um Iogue*. Los Angeles: Self-Realization Fellowship, 1999. (tradução da SRF)

PETTER, Frank. A. *Manual de Reiki do Dr. Mikao Usui*. São Paulo: Pensamento. (tradução de Euclides L. Calloni).

_____. *Reiki: o legado do Dr. Mikao Usui*. São Paulo: Ground, 2002 (tradução de Ana Gláucia Ceciliato).

RAMM-BONWITT, Ingrid. *Mudras: As Mãos como Símbolo do Cosmos*. São Paulo: Pensamento, 1996. (tradução de Dante Pignatari)

RANGEL, Alexandre. *O que podemos aprender com os gansos*. São Paulo: Panda, 2002.

RAVI SINGH. *Yoga Kudalini para el Cuerpo, la Mente y Más Allá*. Nova Iorque: White Lion Press. (tradução para o espanhol de Josefina R. Guerra e Sylvia V. Micheel)

ROSA, João Guimarães. *Grande Sertão: Veredas*. Rio de Janeiro: Nova Fronteira.

RUTHERFORD, Ward. *Os Druidas*. São Paulo: Mercuryo, 1984. (tradução de José Antonio Ceschin).

SOUZA, Mestre Edgar Pedro de e BITENCOURT, Mestra Maria Adélia Leite. *Apostilas – Níveis I, II, III* e *Mestrado*. (fotocópias).

SELIGMANN, Christel. *Reiki y los Animales*. Madri: Uriel, 2000.

STEIN, Diane. *A Cura Natural para Cães e Gatos*. São Paulo: Ground, 1993.

_____. *Reiki Essencial – Manual Completo para uma Antiga Arte de Curar*. São Paulo: Cultrix (tradução de Renata Maria Matosinho Wentzcovitch).

TANAKA, Tatiana. *Guia Prático de Terapias Alternativas*. São Paulo: Universo dos Livros, 2005.

VALCAPELLI & GASPARETTO, L. A. *Metafísica da saúde* (Vol. I – Sistemas respiratório e digestivo). 2ª ed. São Paulo: Vida & Consciência, 2003.

_____. *Metafísica da saúde* (Vol. II – Sistemas circulatório, urinário e reprodutor). 3ª ed. São Paulo: Vida & Consciência, 2005.

_____. *Metafísica da saúde* (Vol. III – Sistemas endócrino e muscular). São Paulo: Vida & Consciência, 2004.

VAN PRAAGH, James. *Em Busca da Espiritualidade*. 7ª ed., Rio de Janeiro: Sextante, 2004 (tradução: Maria Claudia Coelho e Pedro Luz Vasques Ribeiro)

ZIEGLER, Brigitte. *Reiki – a energia vital*. Blumenau: Eko, 1997. (tradução de Lida Edith Steinen)

Revistas e jornais

Reiki – Qualidade de Vida – Ano 1, número 10; Ano 2, números 22 e 36. São Paulo: Grupo Domo, 2003 e 2004, respectivamente.

Caderno Equilíbrio. *Folha de São Paulo*, 15 de fevereiro de 2007.

Sítios (homepages)

http://akasa.8m.com
http://beecroft.me.uk
http://happgrl.tripod.com/spiritreiki.html
http://kamadon.dk/reiki
http://kuanyin-reiki.com
http://manyka-veena.com
http://moncientific.com/carlos
http://mundobambu.cl
http://paranormal.se/topic/reiki.html
http://reiki4all.net/symbols/
http://sky.prohosting.com/totde/reiki/usui
http://adorocinema.cidadeinternet.com.br
http://www1.folha.uol.com.br/fsp/ilustrad/fq3011200632.htm
http://www.casagrandereflexologia.hpg.ig.com.br
http://www.conexaoangelica.com
http://www.ctc-portugal.com
http://www.esoterismosite.hpg.ig.com.br
http://www.evaramalho.com.br/reiki.htm
http://www.flordavida.us/reiki/sumario9.htm
http://www.holuseditora.com.br
http://www.infiniteintentions.com/reiki
http://www.isolafelice.info/
http://www.koerperharmonie.de/
http://www.massagem.net
http://www.mistico.com
http://www.namaste.it
http://www.netfenix.com.br/adonai/pagina.asp?p=38
http://www.projecaoechakras.hpg.ig.com.br
http://www.reeves.com.au/pam/prreikiclasses.html
http://www.reiki.info

http://www.reiki.nu/index.html
http://www.reiki-dharma.com
http://www.reikisystems.com
http://www.reikithehealingpath.com/
http://www.reikiuniversal.org
http://www.reiki-web.com.ar
http://www.reikiwebstore.com
http://www.sabido.com.br/artigo.asp?cat=160&art=1519
http://www.salves.com.br
http://www.sonypictures.com.br
http://www.universodeluz.net

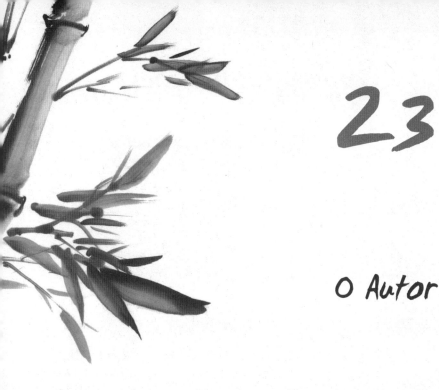

23

O Autor

Ademir Barbosa Júnior (Dermes) é umbandista, escritor, pesquisador e Pai Pequeno da Tenda de Umbanda Iansã Matamba e Caboclo Jiboia, dirigida por sua esposa, a escritora e blogueira Mãe Karol Souza Barbosa.

Outras publicações

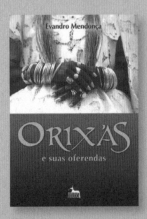

ORIXÁS E SUAS OFERENDAS

Evandro Mendonça

Esta Obra é mais um trabalho do autor, destinada a futuros Babalorixás, Ialorixás, Babalaôs, Pais, Mães e Zeladores de Santos etc. que têm a ânsia, a força de vontade e o direito de aprender os fundamentos religiosos das nações africanas dos Orixás praticadas em solo brasileiro – muitas vezes por egoísmo, falta de conhecimento ou até mesmo para que os futuros Babalorixás, Ialorixás, Babalaôs, Pais, Mães e Zeladores de Santos etc. não fiquem na dependência religiosa do seu feitor, Baba e até mesmo do templo religioso, pois o mesmo acaba não transmitindo todos os seus conhecimentos a seus sucessores.

Dentro da religião africana não existem trabalhos, rituais, magias, oferendas e segredos que não possam ser transmitidos a esses futuros religiosos.

Formato: 16 x 23 cm – 176 páginas

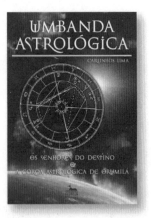

UMBANDA ASTROLÓGICA – OS SENHORES DO DESTINO E A COROA ASTROLÓGICA DE ORUMILÁ

Carlinhos Lima

Este livro trata-se de uma visão do horóscopo zodiacal sobre o prisma da Umbanda, da mesma forma que é uma visão do orixá por meio do saber astrológico. Mas, além dessa interação Umbanda--Astrologia, o livro também foca e revela outros oráculos, especialmente os mais sagrados para os cultos afrobrasileiros que são o Ifá e Búzios. Nesse contexto oracular, trazemos capítulos que falam de duas técnicas inéditas de como adentrar o mundo dos odus, utilizando o zodíaco: a primeira é a Ifástrologia que utiliza-se das casas astrológicas do Horóscopo para alinhar os odus e chegarmos a odus que são responsáveis por nossa existência. E a outra é a soma dos odus utilizando a data de nascimento.

Formato: 16 x 23 cm – 256 páginas

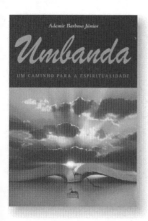

UMBANDA – UM CAMINHO PARA A ESPIRITUALIDADE

Ademir Barbosa Júnior (Dermes)

Este livro traz algumas reflexões sobre a Espiritualidade das Religiões de Matriz Africana, notadamente da Umbanda e do Candomblé. São pequenos artigos disponibilizados em sítios na internet, notas de palestras e bate-papos, trechos de alguns de meus livros.

Como o tema é amplo e toca a alma humana, independentemente de segmento religioso, acrescentei dois textos que não se referem especificamente às Religiões de Matriz Africana, porém complementam os demais: "Materialização: fenômeno do algodão" e "Espiritualidade e ego sutil".

Espero que, ao ler o livro, o leitor se sinta tão à vontade como se pisasse num terreiro acolhedor.

Formato: 16 x 23 cm – 144 páginas

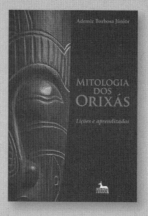

MITOLOGIA DOS ORIXÁS – LIÇÕES E APRENDIZADOS

Ademir Barbosa Júnior (Dermes)

O objetivo principal deste livro não é o estudo sociológico da mitologia iorubá, mas a apresentação da rica mitologia dos Orixás, que, aliás, possui inúmeras e variadas versões.

Não se trata também de um estudo do Candomblé ou da Umbanda, embora, evidentemente, reverbere valores dessas religiões, ditas de matriz africana.

Foram escolhidos alguns dos Orixás mais conhecidos no Brasil, mesmo que nem todos sejam direta e explicitamente cultuados, além de entidades como Olorum (Deus Supremo iorubá) e as Iya Mi Oxorongá (Mães Ancestrais), que aparecem em alguns relatos.

Formato: 16 x 23 cm – 144 páginas

Outras publicações

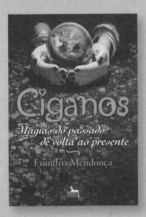

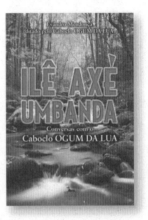

CIGANOS – MAGIAS DO PASSADO DE VOLTA AO PRESENTE
Evandro Mendonça

Na Magia, como em todo preceito espiritual e ritual cigano, para que cada um de nós tenha um bom êxito e consiga o que deseja, é fundamental que tenhamos fé, confiança e convicção. E, naturalmente, confiança nas forças que o executam. Para isso é fundamental que acreditemos nas possibilidades das coisas que queremos executar.

ILÊ AXÉ UMBANDA
Evandro Mendonça ditado pelo Caboclo Ogum da Lua

Filhos de Umbanda e meus irmãos em espíritos, como o tempo e o espaço são curtos, vou tentar resumir um pouco de cada assunto dos vários que eu gostaria muito de falar, independentemente da religião de cada um. Não são palavras bonitas e talves nem bem colocadas na ordem certa desta descrita, mas são palavras verdadeiras, que esse humilde Caboclo, portador de muita luz, gostaria de deixar para todos vocês, que estão nesse plano em busca da perfeição do espírito, refletirem.

Formato: 16 x 23 cm – 176 páginas

Formato: 16 x 23 cm – 136 páginas

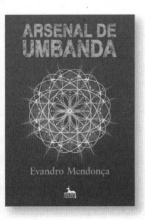

ARSENAL DE UMBANDA
Evandro Mendonça

O livro "Arsenal da Umbanda" e outros livros inspirados pelo médium Evandro Mendonça e seus mentores, visa resgatar a Umbanda no seu princípio básico, que é ligar o homem aos planos superiores. Atos saudáveis como o de acender uma vela ao santo de sua devoção, tomar um banho de descarga, levar um patuá para um Preto-Velho, benzer-se, estão sendo esquecidos nos dias de hoje, pois enquanto uns querem ensinar assuntos complexos, outros só querem saber de festas e notoriedade.

Umbanda é sabedoria, religião, ciência, luz emanada do alto, amor incondicional, crença na Divindade Maior. Umbanda é a própria vida.

Formato: 16 x 23 cm – 208 páginas

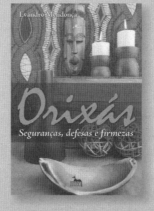

ORIXÁS – SEGURANÇAS, DEFESAS E FIRMEZAS
Evandro Mendonça

Caro leitor, esta é mais uma obra que tem apenas o humilde intuito de somar a nossa Religião Africana. Espero com ela poder compartilhar com meus irmãos e simpatizantes africanistas um pouco mais daquilo que vi, aprendi e escutei dos mais antigos Babalorixás, Yalorixás e Babalaôs, principalmente do meu Babalorixá Miguel da Oyá Bomí. São ensinamentos simples, antigos, porém repletos de fundamento e eficácia na Religião Africana; alguns até mesmo já esquecidos e não mais praticados nos terreiros devido ao modernismo dos novos Babalorixás e Yalorixás e suas vontades de mostrar luxúrias, coisas bonitas e fartas para impressionar os olhos alheios.

Formato: 16 x 23 cm – 192 páginas

Outras publicações

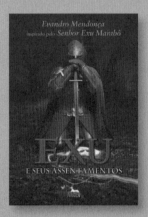

EXU E SEUS ASSENTAMENTOS

Evandro Mendonça inspirado pelo Senhor Exu Marabô

Todos nós temos o nosso Exu individual. É ele quem executa as tarefas do nosso Orixá, abrindo e fechando tudo. É uma energia vital que não morre nunca, e ao ser potencializado aqui na Terra com assentamentos (ponto de força), passa a dirigir todos os caminhos de cada um de nós, procurando sempre destrancar e abrir o que estive fechado ou trancado.

Formato: 16 x 23 cm – 176 páginas

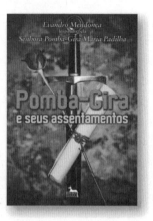

POMBA-GIRA E SEUS ASSENTAMENTOS

Evandro Mendonça inspirado pela Senhora Pomba-Gira Maria Padilha

Pomba-Gira é uma energia poderosa e fortíssima. Atua em tudo e em todos, dia e noite. E as suas sete ponteiras colocadas no assentamento com as pontas para cima representam os sete caminhos da mulher. Juntas às outras ferramentas, ervas, sangue, se potencializam tornando os caminhos mais seguros de êxitos. Hoje é uma das entidades mais cultuadas dentro da religião de Umbanda. Vive na Terra, no meio das mulheres. Tanto que os pedidos e as oferendas das mulheres direcionadas à Pomba-Gira têm um retorno muito rápido, na maioria das vezes com sucesso absoluto.

Formato: 16 x 23 cm – 176 páginas

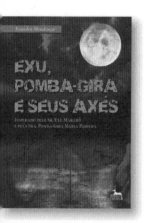

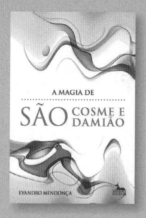

EXU, POMBA-GIRA E SEUS AXÉS

Evandro Mendonça inspirado pelo Sr. Exu Marabô e pela Sra. Pomba-Gira Maria Padilha

A obra apresenta as liberações dos axés de Exus e de Pombas-Giras de modo surpreendente, condensado e extremamente útil. É um trabalho direcionado a qualquer pessoa que se interesse pelo universo apresentado, no entanto, é de extrema importância àquelas pessoas que tenham interesse em evoluir em suas residências, em seus terreiros, nas suas vidas.

E o que são esses axés? "Axé" é força, luz, poder espiritual, (tudo o que está relacionado com a sagrada religião), objetos, pontos cantados e riscados, limpezas espirituais etc. São os poderes ligados às Entidades.

Formato: 16 x 23 cm – 176 páginas

A MAGIA DE SÃO COSME E SÃO DAMIÃO

Evandro Mendonça

Algumas lendas, histórias e relatos contam que São Cosme e São Damião passavam dias e noites dedicados a cura tanto de pessoas como animais sem nada cobrar, por esse motivo foram sincretizados como "santos dos pobres" e também considerados padroeiros dos médicos.

Não esquecendo também seu irmão mais novo chamado Doúm, que junto fez parte de todas as suas trajetórias.

A obra oferece ao leitor algumas preces, simpatias, crenças, banhos e muitas outras curiosidades de São Cosme e São Damião.

Formato: 14 x 21 cm – 136 páginas

Outras publicações

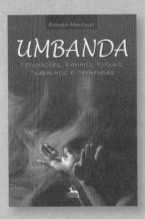

UMBANDA – DEFUMAÇÕES, BANHOS, RITUAIS, TRABALHOS E OFERENDAS

Evandro Mendonça

Rica em detalhes, a obra oferece ao leitor as minúcias da prática dos rituais, dos trabalhos e das oferendas que podem mudar definitivamente a vida de cada um de nós. Oferece também os segredos da defumação, assim como os da prática de banhos. Uma obra fundamental para o umbandista e para qualquer leitor que se interesse pelo universo do sagrado. Um livro necessário e essencialmente sério, escrito com fé, amor e dedicação.

Formato: 16 x 23 cm – 208 páginas

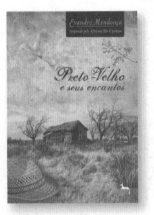

PRETO-VELHO E SEUS ENCANTOS

Evandro Mendonça inspirado pelo Africano São Cipriano

Os Pretos-Velhos têm origens africana, ou seja: nos negros escravos contrabandeados para o Brasil, que são hoje espíritos que compõe as linhas africanas e linhas das almas na Umbanda.

São almas desencarnadas de negros que foram trazidos para o Brasil como escravos, e batizados na igreja católica com um nome brasileiro. Hoje incorporam nos seus médiuns com a intenção de ajudar as almas das pessoas ainda encarnadas na terra.

A obra aqui apresentada oferece ao leitor preces, benzimentos e simpatias que oferecidas aos Pretos-Velhos sempre darão um resultado positivo e satisfatório.

Formato: 16 x 23 cm – 176 páginas

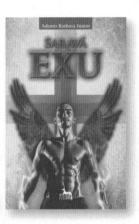

SARAVÁ EXU
Ademir Barbosa Júnior (Dermes)

Orixá Exu é bastante controvertido e de difícil compreensão, o que, certamente, o levou a ser identificado com o Diabo cristão.

Responsável pelo transporte das oferendas aos Orixás e também pela comunicação dos mesmos, é, portanto, seu intermediário. Como reza o antigo provérbio: "Sem Exu não se faz nada.".

Responsável por vigiar e guardar as passagens, é aquele que abre e fecha os caminhos.

Neste livro o leitor encontrará esclarecimentos e dúvidas como símbolos, cores, planetas e muito mais curiosidades ligados ao Orixá Exu.

Formato: 14 x 21 cm – 144 páginas

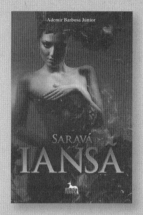

SARAVÁ IANSÃ
Ademir Barbosa Júnior (Dermes)

Iansã é considerada o Orixá guerreiro, senhora dos ventos, das tempestades, dos trovões e também dos espíritos desencarnados (eguns), conduzindo-os para outros planos, ao lado de Obaluaê.

Divindade do rio Níger, ou Oya, é sensual, representando o arrebatamento, a paixão.

De temperamento forte, foi esposa de Ogum, e depois a mais importante esposa de Xangô (ambos tendo o fogo como elemento afim).

Irrequieta e impetuosa, é a senhora do movimento e, em algumas casas, também a dona do teto da própria casa.

Neste livro o leitor encontrará esclarecimentos e dúvidas como símbolos, cores, planetas e muito mais curiosidades ligados ao Orixá Iansã.

Formato: 14 x 21 cm – 144 páginas

Outras publicações

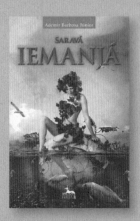

SARAVÁ IEMANJÁ

Ademir Barbosa Júnior (Dermes)

Iemanjá é considerada a mãe dos Orixás, divindade dos Egbé, da nação Iorubá, está ligada ao rio Yemojá. No Brasil, é a rainha das águas salgadas e dos mares.

Protetora de pescadores e jangadeiros, suas festas são muito populares no país, tanto no Candomblé quanto na Umbanda, especialmente no extenso litoral brasileiro. Senhora dos mares, das marés, das ondas, das ressacas, dos maremotos, da pesca e da vida marinha em geral.

Conhecida como Deusa das Pérolas, é o Orixá que apara a cabeça dos bebês na hora do nascimento.

Neste livro o leitor encontrará esclarecimentos e dúvidas como símbolos, cores, planetas e muito mais curiosidades ligados ao Orixá Iemanjá.

Formato: 14 x 21 cm – 144 páginas

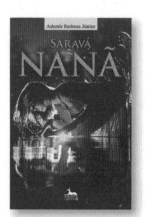

SARAVÁ NANÃ

Ademir Barbosa Júnior (Dermes)

Orixá Nanã é a Senhora da vida (lama primordial) e da morte (dissolução do corpo físico na Terra), seu símbolo é o ibiri – feixe de ramos de folha de palmeiras, com a ponta curvada e enfeitado com búzios.

Segundo a mitologia dos Orixás, trata-se do único Orixá a não ter reconhecido a soberania de Ogum por ser o senhor dos metais: por isso, nos Cultos de Nação, o corte (sacrifício de animais) feito à Nanã nunca é feito com faca de metal.

Presente na chuva e na garoa: banhar-se com as águas da chuva é banhar-se com o elemento de Nanã.

Neste livro o leitor encontrará esclarecimentos e dúvidas como símbolos, cores, planetas e muito mais curiosidades ligados ao Orixá Nanã.

Formato: 14 x 21 cm – 144 páginas

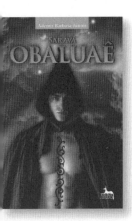

SARAVÁ OBALUAÊ

Ademir Barbosa Júnior (Dermes)

Orixá Obaluaê é filho de Nanã, irmão de Iroko e Oxumaré, tem o corpo e o rosto cobertos por palha-da-costa, a fim de esconder as marcas da varíola; ou, sendo outras lendas, por ter o brilho do próprio Sol e não poder ser olhado de frente.

Foi criado por Iemanjá, pois Nanã o rejeitara por ser feio, manco e com o corpo coberto de feridas.

Orixá responsável pelas passagens de plano para plano, de dimensão para dimensão, da carne para o espírito, do espírito para a carne.

Neste livro o leitor encontrará esclarecimentos e dúvidas como símbolos, cores, planetas e muito mais curiosidades ligados ao Orixá Obaluaê.

Formato: 14 x 21 cm – 144 páginas

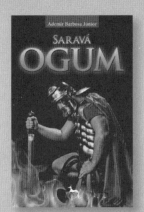

SARAVÁ OGUM

Ademir Barbosa Júnior (Dermes)

Ogum é o Orixá do sangue que sustenta o corpo, da espada, da forja e do ferro, é padroeiro daqueles que manejam ferramentas, tais como barbeiros, ferreiros, maquinistas de trem, mecânicos, motoristas de caminhão, soldados e outros.

Patrono dos conhecimentos práticos e da tecnologia, simboliza a ação criadora do homem sobre a natureza, a inovação e a abertura de caminhos em geral.

Neste livro o leitor encontrará esclarecimentos e dúvidas como simbolos, cores, planetas e muito mais curiosidades ligados ao Orixá Ogum!

Formato: 14 x 21 cm – 144 páginas

Outras publicações

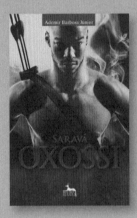

SARAVÁ OXÓSSI

Ademir Barbosa Júnior (Dermes)

Oxóssi é associado ao frio, à noite e à lua, suas plantas são refrescantes. Ligado à floresta, à árvore, aos antepassados, Oxóssi, enquanto caçador, ensina o equilíbrio ecológico, e não o aspecto predatório da relação do homem com a natureza, a concentração, a determinação e a paciência necessárias para a vida ao ar livre.

Rege a lavoura e a agricultura.

Na Umbanda, de modo geral, amalgamou-se ao Orixá Ossaim no que toca aos aspectos medicinais, espirituais e ritualísticos das folhas e plantas.

Neste livro o leitor encontrará esclarecimentos e dúvidas como simbolos, cores, planetas e muito mais curiosidades ligados ao Orixá Oxóssi.

Formato: 14 x 21 cm – 144 páginas

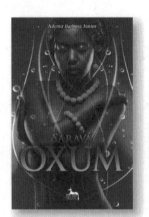

SARAVÁ OXUM

Ademir Barbosa Júnior (Dermes)

Oxum é o Orixá do feminino, da feminilidade, da fertilidade; ligada ao rio d[e] mesmo nome, em especial em Oxogb[ô] Ijexá (Nigéria).

Senhora das águas doces, dos rios, da[s] águas quase paradas das lagoas não pant[a]nosas, das cachoeiras e, em algumas qua[lidades e situações, também da beira-ma[r].

Perfumes, joias, colares, pulseiras e es[pelhos alimentam sua graça e beleza[.] Senhora do ouro (na África, cobre), da[s] riquezas, do amor.

Orixá da fertilidade, da maternidade, d[o] ventre feminino

Neste livro o leitor encontrará esclareci[mentos e dúvidas como simbolos, core[s,] planetas e muito mais curiosidades liga[dos ao Orixá Oxum.

Formato: 14 x 21 cm – 144 páginas

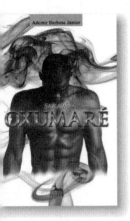

SARAVÁ OXUMARÉ

Ademir Barbosa Júnior (Dermes)

Oxumaré é o responsável pela sustentação do mundo, controla o movimento dos astros e oceanos.

Representa o movimento, a fertilidade, o continuum da vida: Oxumaré é a cobra que morde a própria cauda, num ciclo constante.

Oxumaré carrega as águas dos mares para o céu para a formação das chuvas. É o arco-íris, a grande cobra colorida.

Também é associado ao cordão umbilical, pois viabiliza a comunicação entre os homens, o mundo dito sobrenatural e os antepassados.

Neste livro o leitor encontrará esclarecimentos e dúvidas como simbolos, cores, planetas e muito mais curiosidades ligados ao Orixá Oxumaré.

Formato: 14 x 21 cm – 144 páginas

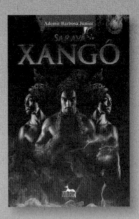

SARAVÁ XANGÔ

Ademir Barbosa Júnior (Dermes)

Xangô é o Orixá da Justiça. Justiça com compaixão: uma vivência cotidiana. Xangô é dança, é expressão, é eloquência em todos os sentidos, não apenas da palavra. Xangô quer falar, rodar, brincar, ser visto.

Orixá do fogo, do raio, do trovão, faísca que pode provocar incêndio. Paixão, devoção, plenitude de potencialidades, fogo que prova de si mesmo e, por isso, não se queima.

Sensibilidade à flor da pele, lava que se assenta para ouvir melhor e argumentar, em vez de explodir, em exercício de impassibilidade de pedra. Montanha que se alcança com passos precisos, pois do alto a vista é maior. Fogo que se alimenta de si: Xangô.

Neste livro o leitor encontrará esclarecimentos e dúvidas como símbolos, cores, planetas e muito mais curiosidades ligados ao Orixá Xangô.

Formato: 14 x 21 cm – 144 páginas

Dúvidas, sugestões e esclarecimentos
E-mail: ademirbarbosajunior@yahoo.com.br
WhatsApp: 47 97741999

Distribuição exclusiva

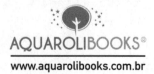

www.aquarolibooks.com.br